阴唇整形术
美学与功能

Aesthetic and Functional
Labiaplasty

U0197084

阴唇整形术
美学与功能

Aesthetic and Functional
Labiaplasty

原 著◎Stefan Gress

主 译◎张 鸿 杜建龙 林立荃

副主译◎张蔚宣 梁 亮 黎敏毅 李 倩

主 审◎朱 辉 龙 笑

北京大学医学出版社

YINCHUN ZHENGXINGSHU —— MEIXUE YU GONGNENG

图书在版编目（CIP）数据

阴唇整形术：美学与功能 /（德）斯特凡·格雷斯
（Stefan Gress）原著；张鸿，杜建龙，林立荃主译 . —
北京：北京大学医学出版社，2021.6
书名原文：Aesthetic and Functional Labiaplasty
ISBN 978-7-5659-2422-4

Ⅰ. ①阴… Ⅱ. ①斯… ②张… ③杜… ④林… Ⅲ.
①外阴—妇科外科手术—整形外科手术 Ⅳ. ① R713.2

中国版本图书馆 CIP 数据核字（2021）第 097779 号

北京市版权局著作权合同登记号：图字：01-2021-1813

First published in English under the title
Aesthetic and Functional Labiaplasty
by Stefan Gress
Copyright © Springer International Publishing AG, 2017
This edition has been translated and published under licence from
Springer Nature Switzerland AG.
Simplified Chinese translation Copyright © 2021 by Peking University Medical Press.
All Rights Reserved.

阴唇整形术——美学与功能

主　　译：	张　鸿　杜建龙　林立荃
出版发行：	北京大学医学出版社
地　　址：	（100191）北京市海淀区学院路38号　北京大学医学部院内
电　　话：	发行部 010-82802230；图书邮购 010-82802495
网　　址：	http://www.pumpress.com.cn
E - m a i l：	booksale@bjmu.edu.cn
印　　刷：	北京金康利印刷有限公司
经　　销：	新华书店
责任编辑：李　娜	责任校对：靳新强　责任印制：李　啸
开　　本：	787 mm×1092 mm　1/16　印张：8.25　字数：206千字
版　　次：	2021年6月第1版　2021年6月第1次印刷
书　　号：	ISBN 978-7-5659-2422-4
定　　价：	98.00元

译者名单

主　译　张　鸿　杜建龙　林立荃

副主译　张蔚宣　梁　亮　黎敏毅　李　倩

主　审　朱　辉（深圳平安龙华医院）

　　　　龙　笑（北京协和医院）

译　者（按姓名汉语拼音排序）

　　　　程　琳（湘潭市妇幼保健院）

　　　　代大毛（南方医科大学南方医院）

　　　　杜建龙（保定蓝山整形医院）

　　　　韩宝三（上海交通大学医学院附属新华医院）

　　　　黎敏毅（上海文峰医疗美容门诊部）

　　　　李海晴（惠州市纤姿丽色美荟美容培训学校）

　　　　李　倩（常德德美整形美容医院）

　　　　李　晔（北京美莱医疗美容医院）

　　　　梁　亮（重庆华美整形美容医院）

　　　　梁　胜（无锡圣美瑞医疗美容医院）

　　　　林立荃（广州安美医疗美容门诊部）

　　　　刘家贺（上海赛美瑞医疗美容门诊部）

　　　　刘　莉（成都武侯悦丽医疗美容门诊部）

　　　　娄艳红（河南省直第三人民医院）

　　　　彭介芹（蚌埠医学院第一附属医院）

许占群（杭州群英整形外科门诊部）

王俞花（苏州美贝尔整形美容医院）

杨晶晶（深圳艺星医疗美容医院）

喻美莲（南宁华美整形医院）

张帮彦（成都高新花度蜜美医疗美容诊所）

张　鸿（杭州美莱医疗美容医院）

张蔚宣（北京画美医疗美容医院）

郑绪模（深圳润颜医疗美容门诊部）

21 世纪以来，女性外阴美容整形发展迅速，近 20 年来手术量成倍增长，已成为国内外增长速度最快的医学美容项目之一。此类手术需求量激增的同时，也推动着术式的改进和美容方法向多维度延伸。在这之前，我们对女性生殖器畸形和异常的研究较多，而在系统的临床医学培训和教学中对女性外生殖器美化整形的细分、细化较少。在欧美国家，有很多医生、学者对这一领域比我们研究得要早，尤其在女性生殖器整形手术中，除了外观的美学矫正外，对功能的保留和改善是国内广大医生容易忽略的问题。本书主译张鸿医生在读到这本英文专著时，很被其吸引和受教。这本书图文并茂，对女性生殖器解剖、阴唇整形手术（大小阴唇缩小、大阴唇填充、阴阜吸脂塑形）等的术前准备、手术基本操作、术后管理、并发症防治等做了简明易懂的阐述，其中不乏一些独到的见解和处理方法。

我相信本书的出版能给大家带来更多的学习机会，同时也有助于我国医生总结出更多适合于亚洲女性的生殖器整形手术方法。

李世荣

中华医学会医学美学与美容学分会主任委员

《中华医学美学美容杂志》总主编

中华医学美容教育学院院长

　　我作为一名妇科医生，被邀请作序来推荐一位整形外科医生编写的著作，这似乎有些奇怪。但作者对女性外生殖器解剖和相关畸形矫正手术的深刻理解，让我觉得有必要推荐这本重要著作。

　　在当今流行的体育活动中比如骑车、骑马、跳芭蕾舞，以及其他需要女性穿上紧身健美服和运动装的活动中，异常肥大的小阴唇常会带来困扰，而这并不少见。

　　当前私密脱毛已成为个人卫生的重要组成部分，人们越来越关注女性外阴并将其视为女性的重要性征。对此不满意的女性通常会避免去公共桑拿房等场所。

　　在我们的时代，当性行为本身比生殖更重要时，就意味着相比几年前，外阴更被视为身体形象的一部分。一些女性明显发现增大的小阴唇不符合她们心目中理想的身体形象，甚至将其视作身体畸形。

　　在临床工作中，妇科医生越来越多地面临这一影响众多女性的问题。然而，由于缺乏标准化的手术流程来解决外阴的功能和美学问题，患者的抱怨显得微不足道，甚至完全被忽视。

　　外阴解剖有很大的变异性，既有先天引起的，也有因分娩时受伤造成的，尤其是小阴唇不对称或肥大，会长期扭曲躯体形象，也给女性的性生活带来严重影响。医生应该充分理解患者要求矫正的心情。

　　Gress 教授深入研究了女性外生殖器的解剖。这部著作是他多年从事阴唇整形术的经验结晶，其兼顾了美学和功能方面的考量。保护外阴敏感区的手术技术是获得良好外观和功能的基础。目前，他的杰出成就已超越了传统的"阴唇整形术"，传统手术经常不符合要求，而且造成了大量不良结果。我希望这部著作能受到整形外科医生和有志于该领域的妇科医生的广泛关注。

Werner Albrich

德国慕尼黑

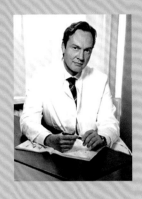

在"私密手术"的大背景下，重塑女性外生殖器，改善其外观和功能的手术在西方国家早已流行。

1994 年起，在 Biemer 教授和 Schaff 博士的帮助下，我在慕尼黑伊萨尔大学医院的整形重建外科接受整形外科的专业培训。在此期间，外科团队在临床上开展了复杂的男性和女性生殖器手术，尤其是易性症的性别重置手术。

有一次，一位女性患者到我们门诊就诊，用她自己的话说，她的阴道内唇（小阴唇）很长，"令人恶心"。她说自从结婚后从未让她的丈夫看过她的裸体，这给他们的性生活和关系带来了相当大的压力。当时我们进行了楔形切除术，这一技术是由洛杉矶的 Gary Alter 博士发明的。

之后，电视上又报道了另一个病例。从那以后越来越多的女性来向我咨询。那时，我已在慕尼黑开设了自己的诊所。根据患者对美学结果的期望，我开始思考这项技术。这些女性特别希望她们的内阴唇完全被外阴唇覆盖。但是楔形切除法根本不可能做到这一点。因此，我开发了自己的技术，与之前发表过的方法都不同，它不仅能减少阴蒂下方的小阴唇，还能重塑阴蒂包皮及其上方的阴唇组织。此外，还矫正了阴蒂的突起。

多年来，我对这项技术进行了改进和完善，以满足越来越多需要手术的女性的审美需求。在我开始从事女性生殖器整形手术之初，几乎所有患者都要求缩小小阴唇；但是，可能由于媒体对这项新兴医学领域的广泛报道，手术需求的范围已经扩大至整个私密手术范畴。

其他的手术项目包括通过收紧松弛的皮肤或增大容积来重塑大阴唇、阴阜塑形、处女膜修复术，以及恢复或改善性刺激反应的手术如 G 点增大、阴道整形和骨盆底收紧，尤其针对分娩后的女性。

然而，我撰写这本书的主要目的是关注改善外生殖器的形态和功能。我把主要精力都放在了小阴唇缩小术上，因为这类手术占所有私密手术的 60% 以上。

遗憾的是，由于手术不当所致的不良结果也随之增加，尤其是阴唇缩小术。我用了一章专门讨论小阴唇重建的可能性，这种医源性畸形的重建已成为我日常实践中的憾事。这些拙劣手术的原因之一可能是目前的整形外科和妇科教科书中缺少针对私密手术的外科标准，另一个原因可能是对女性生殖器整形手术的流程不够重视，尤其是小阴唇缩小术，通常被认为是一种"我们很快就能把它剪掉"的简单手术。

相比女性任何其他解剖区域，生殖器区域应值得特别关注。这不仅是一个通过手术改善形体和功能的问题，也是一个保持甚至增加敏感度的问题，后者蕴含了人类存在的亮点，我们应为这些时刻和情形做好一切可能的准备。

作为外科医生，如果有志于投身这一领域，应该对相关问题有充分的理解后再开展工作。我愿意用我个人的经验与思考为未来的进步做出一点贡献，期待此书能成为同行们的良师益友。

Stefan Gress

德国慕尼黑

致谢

我很荣幸受邀编写此书。首先并且最重要的是，我要感谢 Springer 出版社，尤其要感谢 Inga von Behrens 博士对我的信任。

没有这些最亲近和最亲爱的人的支持，我就不可能成功。非常感谢我的父母 Werner 和 Christa，他们在我的职业生涯中一直鼓励和支持我；也非常感谢我的孩子 Antonia、Lenny 和 David，我"盗用"了陪伴他们的时间来写作。我陪伴他们的时间如此之少，所以我要感谢他们的耐心和理解。

特别感谢我的同事 Werner Albrich 教授，我与他共事多年，在个人和职业两个层面上，我都非常敬重他。我要称赞我的整个诊疗团队，谢谢他们对我这个偶尔压力重重的老板表现出的支持和无尽的耐心。

我特别感谢法国马赛的 Di Marino 教授在解剖学上提供的帮助。他的著作《阴蒂和球状阴蒂器官的解剖学研究》对我的工作起到了重要的指导作用。

我也要感谢专科培训期间的老师和培训导师，特别是 Biemer 教授，我必须感谢他将我引进整形外科领域，以及 Jürgen Schaff 博士，他是一名有耐心的导师，我非常敬重他。

我还要感谢纽约的 Glenn Jelks 教授和 Sherrell Aston 教授，以及里约热内卢已故的 Ivo Pitanguy 教授，他们完美的手术令人惊叹，而且让深奥的道理变得容易理解，这给了我灵感。自开始从事这项精彩的工作以来，他们就一直是我的榜样。我无法用言语表达对 Adriana Stanila 教授和 Rodica

Miclea 教授以及罗马尼亚锡比乌大学（ULBS）医学系的感谢，感谢他们一直以来的支持。

最后，但同样重要的是，如果没有来我诊所接受手术的所有患者的信任，这本书不可能面世。谢谢你们所有人。

Stefan Gress

德国慕尼黑

目　录

3

小阴唇

/ 21

女性生殖器 1
实用解剖

在任何外科手术中，熟练掌握相关解剖学知识是手术成功的关键。

生殖器区域手术的首要基本原则是完整保留感觉，其他都是次要的。如果对性刺激的反应能力哪怕有一点降低，令人愉悦的美学外观又有何意义呢？因此，在唤醒你的解剖学记忆前，我要专门强调和描述一下神经分布，特别是阴蒂区域。

▌骨盆底

骨盆底由肌肉和结缔组织组成。它的主要功能是将腹部和盆腔器官固定在适当的位置。肠道、阴道和尿道从中心的开口通过。

骨盆底的主要部分是盆膈，主要由肛提肌构成。在坐骨支和耻骨下支之间延伸的较小部分称为尿生殖膈：它是由梯形的会阴深横肌形成。

阴道和尿道通过尿生殖膈的开口被尿道阴道括约肌环所包围。这块肌肉位于尿生殖膈（会阴膜）上下筋膜间。这两层筋膜在肌层的顶端结合，形成会阴横韧带（Krause韧带），形成尿生殖膈的前部。尿生殖膈和耻骨下韧带（弓状韧带）之间有一个小裂隙，它横跨耻骨下角，阴蒂背深静脉通过这个裂隙流入膀胱静脉丛（球部）。静脉伴行海绵体神经，离开裂隙后与阴蒂背侧神经汇合。

会阴膜的下表面覆盖着一层结缔组织，即会阴浅筋膜（Colles筋膜）。会阴浅层区就在这两者之间。会阴浅横肌纤维从坐骨结节横向延伸至会阴中心腱（会阴体），女性的这个浅表肌肉不太发达。

（尿生殖膈的后部由梯形的会阴深横肌形成。）

会阴中心腱（会阴体）的结缔组织位于骨盆底中部尿生殖膈和盆膈的交界处，在肛门和后连合之间。会阴中心腱交汇了肌肉、筋膜和纤维成分，包括肛提肌腱和会阴深、浅横肌。从力学上讲，会阴体是骨盆底的重要连接处（图1-1）。

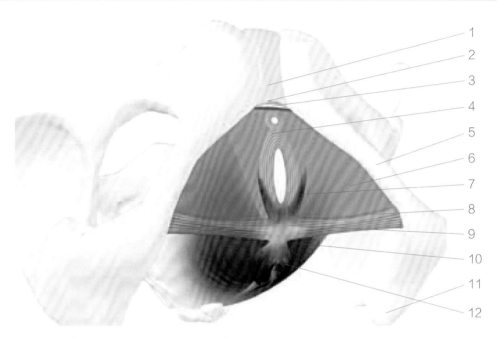

1	耻骨联合	5	坐骨耻骨下支	9	会阴中心腱（会阴体）
2	耻骨下韧带（弓状韧带）	6	会阴深横肌（尿生殖膈）	10	肛提肌
3	会阴横韧带（Krause韧带）	7	球海绵体肌	11	坐骨结节
4	尿道阴道肌	8	会阴浅横机	12	肛门外括约肌

图1-1 尿生殖膈

▌外阴

外阴（女阴）包括以下结构：大阴唇、小阴唇、阴蒂、阴道前庭、尿道口、尿道海绵体（前庭球）和阴阜（图1-2）。

大阴唇

大阴唇（外阴唇，较大的阴道外唇）是一对隆起的皮肤皱襞，围绕小阴唇以柔和的曲线排列在一起。它们从阴阜延伸到会阴，通过组织桥接（前后连合）前后相连。大阴唇前部几乎无缝地融合在耻骨上，后部与后连合及会阴体汇合。内侧的阴部裂隙（女阴裂）位于两者之间，而外侧延伸至生殖股沟附近的臀部－肛周区域。

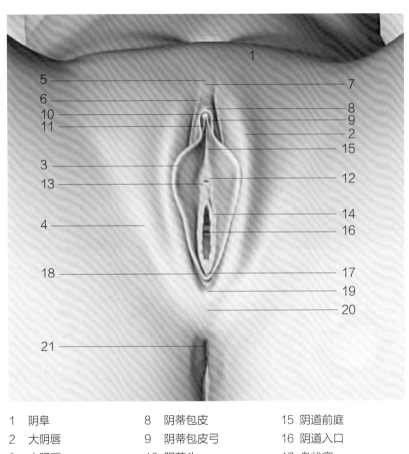

1　阴阜	8　阴蒂包皮	15　阴道前庭
2　大阴唇	9　阴蒂包皮弓	16　阴道入口
3　小阴唇	10　阴蒂头	17　舟状窝
4　生殖股沟	11　阴蒂系带	18　后阴唇系带
5　前连合	12　尿道外口	19　后连合
6　唇间皱褶	13　尿道旁腺孔	20　会阴
7　包皮，阴蒂体	14　处女膜	21　肛门

图1-2　女阴（外阴）

大阴唇相对致密的皮肤与男性阴囊相似，外表有毛发。它含有皮脂腺、汗腺和体味腺。皮内可见平滑肌纤维网。内侧面无毛，形成小阴唇的唇间皱褶。

大阴唇下方丰富的脂肪组织为外生殖器区域提供机械保护，同时也覆盖小阴唇，有助于闭合阴道前庭。

脂肪萎缩意味着上述功能丧失或下降，外阴唇开始下垂。而且像阴囊一样，皮肤可能随着年龄的增长而伸长，导致大阴唇增大（肥大）（图1-3）。

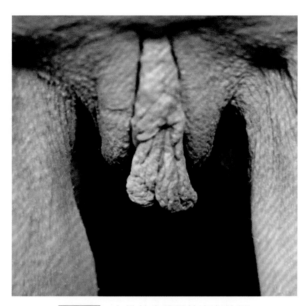

图1-3 女性外生殖器的衰老外观

小阴唇

小阴唇（内阴唇，阴道内唇）是两片狭窄的瓣状皮肤，其形状和大小在女性之间差异很大。理想情况下，它们应该完全被大阴唇覆盖。其作用是关闭阴道开口，防止感染和阴道干燥。

小阴唇位于大阴唇间，从阴阜向下延伸到会阴部。在阴蒂的近端，它们覆盖阴蒂体，阴蒂体呈半圆柱状隆起。小阴唇近端形成阴蒂包皮。包皮的末梢依次形成一个近乎圆形的皮肤皱褶，紧贴阴蒂头，称为阴蒂包皮。阴蒂包皮的形状和长度各不相同。有的只覆盖阴蒂头的近端部分，也有如帘状悬挂覆盖于整个阴蒂头。阴蒂头和阴蒂包皮内侧之间形成的腔隙称为包皮腔。皮脂腺位于阴蒂头颈部，可分泌皮脂和形成阴蒂包皮垢，通常聚集在包皮腔内。随着年龄的增长，阴蒂包皮逐渐下垂。阴蒂包皮的侧面与环绕阴蒂头的小阴唇结合。在这个结合处通常呈现一平顺过渡区，有时则呈明显阶梯状。

小阴唇继续沿着阴道前庭两侧向下延伸直至后连合和会阴，在与皮肤桥接处，即小阴唇系带处（后阴唇系带）汇合。

阴唇高度在阴蒂下方开始往下递减。小阴唇的远端可沿着中缝延伸，并穿过阴唇系带，辐射至与肛门皮肤处融合。

内阴唇的皮肤比外阴唇的皮肤薄得多，无毛发生长。从形态上，它相当于男性阴茎皮肤或包皮。其不含脂肪组织。内侧面被阴道皮肤（非角质化复层鳞状上皮）覆盖，外侧面被中度角质化鳞状上皮覆盖。内外侧在小阴唇游离缘处交汇，这个交汇处被称作哈特线（Hart's line）。

小阴唇的内外侧之间有一层厚度不同的疏松结缔组织，厚度依阴唇而异。这层组织含有丰富的胶原纤维、血管和神经，它是整个外生殖器的皮下"填充物"，环绕整个阴蒂区域和阴蒂体（图1-4）。

随着年龄的增长，即使是年轻女性，小阴唇也会过度生长，甚至超出大阴唇，影响外观与功能。

小阴唇长度是指从唇间皱褶起点到其融入会阴处的最大距离，小阴唇高度则是指从唇间皱褶基底到小阴唇游离缘的最大距离。体检测量时患者应取站立位（图1-5），以尽量避免误差。

小阴唇肥大尚无国际公认的定义。如果从唇间皱褶基底测得的小阴唇高度超过2 cm，往往可见到小阴唇超过大阴唇，并可能对生理和心理产生负面影响。因此，如小阴唇的高度超过2 cm常可称之为肥大。

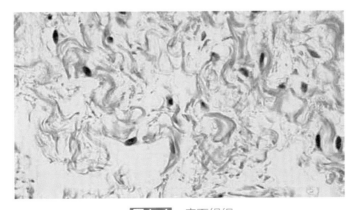

图1-4 皮下组织

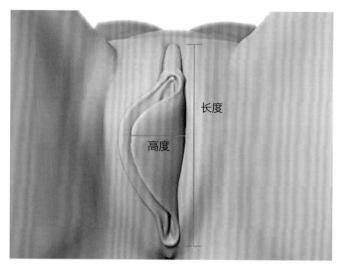

图1-5 阴唇高度与长度

阴蒂

　　阴蒂是女性唯一的性快感器官。它呈一倒 Y 形的三维结构，与阴茎海绵体同源。阴蒂由两个脚组成，其汇合于中线形成阴蒂体，在阴蒂体肘部转向下之前上升。阴蒂体由阴蒂悬韧带支撑，其将阴蒂体固定于耻骨联合。阴蒂体的顶端即阴蒂头，是阴蒂的唯一可见部分（图1-6）。

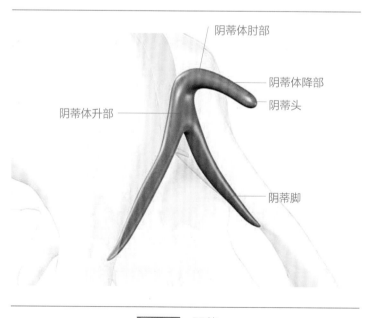

图1-6 阴蒂

阴蒂脚

阴蒂脚呈轻度弯曲，其根部起始于耻骨和坐骨支，由坐骨海绵体肌覆盖，后者也起始于坐骨支。阴蒂脚位于耻骨和坐骨支的内侧，但它们的突起部分超过骨性边缘。阴蒂脚位于尿生殖膈之下，起始部狭窄，其厚度随着向耻骨联合方向靠近而增加。其长 30～35 mm，平均直径约 9 mm。它们周围有纤维弹性鞘，即白膜包裹，故具有良好的连续性。阴蒂在组织学上是由含有海绵状的纤维弹性组织组成，里面充满静脉窦，和男性一样具有勃起功能。阴蒂海绵体由会阴浅动脉的分支供血。

阴蒂脚沿耻骨支下缘向内上延伸，越过耻骨联合到其前面，在此处它们以大约 85° 的角度汇合到中线。两脚相汇的阴蒂部分称为阴蒂体。

阴蒂体

阴蒂体可以细分为升部、弯曲部（肘部）和降部。

阴蒂脚在正中部融合使阴蒂体的升部呈三角形固定于耻骨联合前部，长度可达2 cm。

阴蒂体的后面，即在阴蒂体升部背面和联合筋膜之间，是脚后筋膜的结缔组织层，神经（阴蒂背神经）和血管（阴蒂背动脉）在到达海绵体结构之前，被该筋膜覆盖。

三角形阴蒂体升部的顶点位于联合中线上，其位置因人而异，但通常位于耻骨联合前表面的中上 1/3。这里就是 2 个脚结合的地方。海绵体并没合并成一个单体。它们一起形成一个增厚的结构，在这个结构中，其仍然被白膜隔开，白膜是覆盖在每个脚内上侧的部分被膜融合而成，另外还有一层白膜包裹在两个海绵体外周。

在顶点处，阴蒂改变方向，在矢状平面转向下方。阴蒂体的这个弯曲部分被称为肘部。阴蒂悬韧带是一条筋膜束，附着在该结构的顶端：它将阴蒂体固定在耻骨联合上，并融合到白膜中。从肘部开始向下的这一部分是阴蒂体的降部，也称为阴蒂干，长 1.5～3 cm，其逐渐变细，直至约 8 mm。

阴蒂头在阴蒂干的末端。它是阴蒂唯一的可见部分，通常具有豌豆的大小和形状。

阴蒂头

阴蒂头是阴蒂唯一的外露部分，在非专业术语中被统称为"阴蒂"。它坚实而具有弹性，稍呈椭圆形，平均长约 8 mm，宽约 5 mm。阴蒂头的皮肤被非角化的鳞状上皮覆盖。在阴蒂头和阴蒂干之间的过渡处，阴蒂头的近端部分称为阴蒂颈。阴蒂包皮从这里开始。在女性中极少存在像男性那样的阴茎头冠，即使存在通常也很小。两个皮褶形成阴蒂系带，从下方延伸至阴蒂头的远端。它们是小阴唇的延伸部分，以不同方式与阴蒂连接，有的呈阶梯状，有的平滑过渡到小阴唇，有的系带甚至在远端形成小阴唇的主要游离缘。

阴蒂头由海绵状组织组成，尽管分隔阴蒂体降部的海绵体隔膜延伸至阴蒂头附近，但海绵体未延伸至阴蒂头，所以并无勃起功能。阴蒂头具有高密度的感受器，尤其是对按压和振动有反应的帕西尼小体。

前庭球（尿道海绵体）

前庭球（尿道海绵体）由密集的静脉网组成，静脉网位于尿生殖膈下方会阴浅层的 Colles 筋膜上方、尿道两侧以及阴道前庭两侧的小阴唇根部。它们全都位于"尿道阴道金字塔"的侧面，下部变厚，呈棒状。

在中线处，前庭球通过细小静脉连接。阴蒂体下方的两个尿道海绵体的连接处被称为中间部分，早在 1851 年 Köbelt 就在他的著作《两性生殖知觉器》中描述了这一个部位，即阴蒂干下方垂直分布的两排正弦状静脉网。

从胚胎发育看，女性前庭球与男性阴茎海绵体相对应，受到性刺激时会充血，但不会勃起。每个球部被球海绵体肌包围。

根据 Di Marino 和 Lepidi 的描述，阴蒂和尿道海绵体合在一起作为单一结构的组成部分，被称之为球部阴蒂器官。

前庭球的长度（大约 3 cm 长）和厚度（3 ~ 11 mm 厚）变化很大，这取决于它们的血液充盈程度，远端可能会达到巴氏腺（Bartholin' gland）。

阴道前庭

阴道前庭侧面是小阴唇，前面是阴蒂头，后面是小阴唇（阴唇系带）或大阴唇的延伸部分。阴道、尿道、巴氏腺和尿道旁导管（斯基恩导管）都开口于阴道前庭。阴道口被处女膜包围。处女膜是一个从尿道口下方延伸到前庭窝（舟状窝）的一个几乎完整的环状膜。前庭窝是一个杏仁状的凹陷，位于处女膜的下部和阴唇系带之间。从解剖学上讲，处女膜环是内生殖器和外生殖器的交界。

尿道外口

尿道口（尿道外口）是一个狭缝或星形结构，有时甚至呈乳头状。尿道长 2.5 ~ 4 cm，向膀胱底部延伸，在耻骨联合和阴道前壁之间呈略微凹陷的拱形穿过尿生殖膈，终止于耻骨联合弓部下方的尿道内口。

前庭大腺（巴氏腺）

巴氏腺位于前庭球后部两侧，嵌入会阴深横肌中。导管通过大约 1 mm 大小的开口进入阴道前庭，位于小阴唇附着处，其分泌黏液湿润阴道前庭上皮。

前庭小腺，尿道旁腺（斯基恩腺）

斯基恩腺是以最先描述它的苏格兰妇科医生亚历山大·斯基恩（Alexander Skene，1838—1900）的名字命名。它是管状黏液腺，尿道两侧各有多个导管开口。其腺体分泌物在成分和酶谱上与男性前列腺分泌物相似。在性刺激或性高潮时分泌物突然释放，这种现象被称为女性射精或"潮喷"。

阴阜

阴阜位于下腹部和大阴唇起始处之间，覆盖耻骨联合，边界达腹股沟皱褶。其是由皮下脂肪组织形成的圆形团块。在阴阜下方中线上可看到阴部裂隙的起点或阴蒂干的上部，阴阜的皮肤相对较厚且有毛发生长，阴阜的体积和大小会随着身体发胖而增加，年龄的增长可致阴阜下垂，特别是在肥胖人群中。

▋外生殖器区域和阴蒂的神经分布

会阴部和外生殖器区域感觉主要由从脊髓末端发出的阴部神经（"羞涩神经"）及其终末分支来支配，特别是阴蒂背神经。

性刺激和性高潮受它们支配，损伤后可导致不可逆的感觉和刺激丧失。

阴部神经是骶丛（S2~4）的最低分支，它穿过坐骨大孔，经过坐骨棘后侧面，通过坐骨小孔返回骨盆，然后与阴部动静脉一起在阴部管（阿尔科克管）中穿行，在闭孔内肌和肛提肌之间的坐骨肛门窝内，由闭孔内肌的筋膜覆盖。

进入阴部管时，阴部神经发出直肠下神经，支配肛门皮肤和肛门外括约肌。离开阴部管时，阴部神经在会阴动脉的伴行下，分支出会阴神经，其走行于尿生殖膈下内侧。

浅支（会阴浅神经）穿过会阴浅筋膜（Colles 筋膜），作为感觉神经支配会阴皮

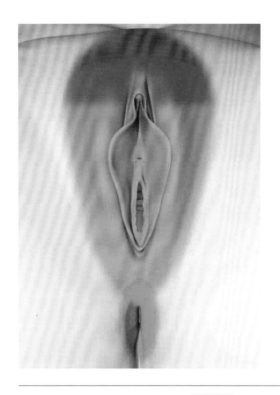

■ 前皮支（髂腹下神经）

■ 前唇神经（髂腹股沟神经，生殖股神经）

■ 阴蒂背神经（阴部神经）

■ 后唇神经（阴部神经的会阴浅神经）

■ 直肠下神经（阴部神经）

图1-7 外阴的感觉神经分布

肤，然后作为后唇神经支配大阴唇后部、尿道外口（尿道口）和小阴唇的大部分，尤其是阴蒂远端的阴唇部分。深支即会阴深神经，其运动分支支配球海绵体肌、坐骨海绵体肌和肛门外括约肌，感觉分支支配前庭大腺、前庭球和部分阴道前庭。

大阴唇前 1/3 的感觉神经支配主要来自髂腹股沟神经（L1），其末梢分支即前唇神经向唇部皮肤延伸。阴蒂包皮、阴蒂系带、小阴唇和阴道前庭内侧由阴蒂背神经支配。

阴阜的感觉神经支配来自于髂腹下神经前皮支、生殖股神经分支和髂腹股沟神经分支（图1-7）。

经过阴部管后，阴蒂背神经继续发出终末支阴部神经。

阴蒂背神经

阴蒂背神经与阴蒂背动脉一起沿耻骨下支下缘走行，被闭孔内筋膜覆盖，位于尿生殖膈之上。在耻骨支下缘到耻骨体的过渡区，即再次从阴部管（阿尔科克管）穿出后，阴蒂背动脉位于神经内侧。

这两个结构都在尿道侧面约 2.7 cm 处穿过尿生殖膈，然后阴蒂背神经与阴蒂背动脉一起穿过耻骨体的下边缘，位于耻骨弓下外侧的会阴横韧带（Krause 韧带）前面，被部分弓状韧带覆盖和保护。神经和动脉与骨骼紧密相连，在阴蒂背神经沟（约 2.4 mm × 16 mm）内通过耻骨体和耻骨支表面到达阴蒂体背侧，其长度约为颅尾面上的耻骨联合宽度的 50%。在阴蒂背神经沟内，神经和动脉被一层保护性筋膜覆盖。

阴蒂背神经向上越过耻骨联合的前部，在到达阴蒂肘部之前与海绵体神经结合；此时，它的直径可以达到 2 mm 及以上（图 1-8）。

这种交汇将阴蒂背神经转变成具有脑脊髓神经和自主神经成分的混合神经：它为阴蒂头、阴蒂包皮和海绵体提供感觉，为深横肌和外尿道括约肌提供运动功能，为海绵体和前庭球提供自主功能。

阴蒂的双侧背神经彼此相距 5 ~ 10 mm，其走行偏于内侧，逐渐变为垂直走向，与阴蒂背动脉一起穿过脚后筋膜进入脚后间隙（图 1-9）。阴蒂背静脉在内侧加入并行（此处未图示）。

神经沿肘部的角度在阴蒂体的背侧延伸，穿过悬韧带的深层部分，在阴蒂干上于

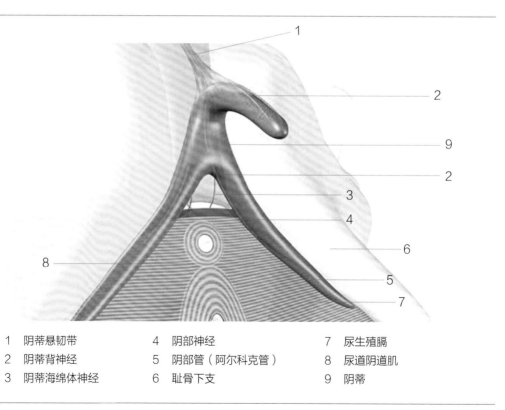

1	阴蒂悬韧带	4	阴部神经	7	尿生殖膈
2	阴蒂背神经	5	阴部管（阿尔科克管）	8	尿道阴道肌
3	阴蒂海绵体神经	6	耻骨下支	9	阴蒂

图 1-8 阴蒂背神经

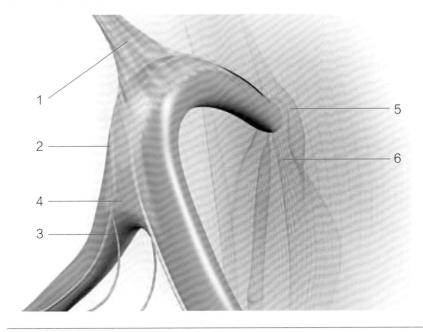

1	阴蒂悬韧带
2	阴蒂背神经
3	阴蒂海绵体神经
4	脚后筋膜
5	阴蒂包皮
6	小阴唇

图1-9 阴蒂背神经、阴蒂海绵体神经穿透脚后筋膜

11 点钟或 1 点钟位置位于阴蒂筋膜下方，靠近白膜；然后沿阴蒂降部向阴蒂头的远端延伸。阴蒂背动脉位于神经的内侧，阴蒂背静脉则靠近中线，与白膜连接疏松。据 Baskin 等人的研究，12 点位置并无神经分布。

在向阴蒂头延伸中，神经基本上保持口径与走向不变，并稍微向外偏移。其发出与轴线成直角的小分支，穿过白膜后发出分支到海绵体。小分支主要集中延伸到阴蒂干周围的触觉小体。阴蒂背神经的浅支也穿过阴蒂筋膜，即位于包皮皮下。

在邻近阴蒂包皮处，神经穿过白膜，从头冠下方进入阴蒂头。其末梢分支通过阴蒂头开始分开，仅在皮下走行，并延伸到生殖触觉小体（位于皮下的感知受体）。阴蒂头背面神经分布最为密集。

神经末梢分支越过阴蒂头继续走行，如前所述，其参与感觉神经分布，特别是阴蒂包皮的外侧部分、阴蒂系带、小阴唇、海绵状结构和阴道前庭侧壁的大部分。

海绵体神经

膀胱丛起于两侧的下腹下神经丛（盆丛），并分布于膀胱底两侧。自主海绵体神经从此发出，它们沿阴道前壁在 10 点和 2 点的位置向下延续，并在 7 点和 5 点位置沿着尿道继续前进，于弓形韧带下穿过到达阴蒂体的背面。海绵体神经与两侧的阴蒂背神经在此处相连。海绵体神经较细，仅为阴蒂背神经的 1/6。

下腹下神经丛通过海绵体神经的自主神经纤维在海绵体和前庭球中诱导副交感神经机制，导致阴蒂和阴唇因性刺激而肿胀。血管扩张导致的组织肿胀反过来增强了阴蒂的触觉共振，从而增强了性反应。因此，海绵体神经的损伤可能会改变灌注动力学，导致感受性高潮的能力降低，以及外生殖器区域的润滑度降低。

经典的解剖学教科书并未详尽描述阴蒂背神经在穿过尿生殖膈后的确切走行。在这方面，我们需要感谢 Helen O'Connell、V. Giner 和 J. Sedy 等作者，近些年他们的工作提供了更详细的知识，特别要推荐 Vincent Di Marino 和 Hubert Lepidi 撰写的《阴蒂和球状阴蒂器官的解剖学研究》，这是一本关于阴蒂和周围区域的杰出著作。

▌血管供应

由于生殖器丰富的血液供应，我们可以采用局部组织转移。只要没有早期或强烈的摩擦，伤口比其他部位愈合得更快，同时，良好的血液供应意味着伤口感染很少发生。

外部性器官的血供主要来自阴部内动脉。大阴唇和小阴唇的前 1/3 以及阴阜的血供来自髂外动脉的腹壁下动脉、股动脉的阴部外动脉及其末梢支前唇动脉。

阴部内动脉起自髂内动脉，从坐骨肛门窝行至尿生殖膈下表面，向内侧发出会阴动脉。会阴动脉终末支穿入球海绵体肌和坐骨海绵体肌，且作为唇后动脉穿过会阴浅筋膜（Colles 筋膜）进入阴唇。会阴横动脉也是会阴动脉的一个小分支，供应阴唇和会阴的后面延伸部。

尿道动脉是一短动脉，在尿道和球部上分支，并发出分支供应球部。

阴蒂和海绵体由阴蒂动脉（也源于阴部内动脉）供血，阴蒂动脉沿其走行分为阴蒂深动脉（分支到阴蒂的海绵体）和阴蒂背动脉，位于阴蒂背神经的内侧，并沿着阴蒂干的背部走行，直至远端的阴蒂头。

阴蒂背深静脉位于阴蒂背动脉的内侧，穿过弓状韧带汇入下膀胱丛。阴蒂背浅静脉沿阴蒂干 12 点钟位置走行，紧靠皮肤下方，是阴部外静脉的分支。

静脉通常与动脉伴行。在生殖器中部，它们沿着阴唇、前庭以及阴道内形成许多静脉丛。这些静脉丛在性刺激下充血肿胀。

患者评估和 准备

2

▌评估

只要患者对外观和功能的预期与手术可行性一致，有适应证，医生就应对患者要求行私密手术的愿望给予充分尊重，并满足其需求。

促使女性接受矫正手术的主要原因是功能和（或）美学方面的问题。

这些问题包括皮肤反复擦伤，性交时不适，以及穿紧身衣或参加体育活动（如骑自行车）时的摩擦和疼痛。外观上的不悦所产生的影响往往不止于简单的"我不喜欢"，它会引起性接触焦虑，这种焦虑会对女性的性生活产生负面影响，甚至可能导致避免任何性接触，甚至是在婚姻中也是如此。

通常功能和美学因素与各种心理因素混合在一起。如果没有发生一些相关的身体损伤或心理问题，很少有女性会单纯地"不喜欢"自己的外表。

与早期对患者的调查不同，它仅使我们能够区分美学和功能障碍，现在有一份更具见解的问卷调查帮助我们对该问题有了更深入的了解。我们的研究结果与Trichot 等人的研究基本一致，几乎所有性活跃的女性都有功能性症状，如性交时阴唇内陷、疼痛、皮肤刺激和肿胀、反复真菌感染、尿流偏离，以及阴道口出现解剖结构改变等，如无法关闭阴道口、阴道干燥伴反复感染或性功能障碍，而此时外观已显得不重要了。

另外，阴道分娩（会阴切开术）后造成损伤，最近，对既往不良手术效果的修复也日益增多。这类手术已经开展了3年（从2014年起），得到了850多名患者的反馈，如此多的案例使其具有代表性。

▌准备

外生殖器手术可在局部麻醉下顺利进行。需遵循常规的术前指导，如在14天前停用阿司匹林等，除此之外，私密手术不需要特殊的准备。患者应将生殖器区域的毛发完全剃除。

▌照片文件

相机光圈和快门速度的设置应标准化（我们使用带光敏物镜的数码单反），除了标准化的照明条件外，手术前后需以相同体位拍摄照片，这些都能尽量客观地显示手术结果：

背景应为蓝色。几个最重要的拍照体位是站立位正面观、截石位斜面观和截石位正面观。术后应立即拍照，至少要拍截石位照片（图2-1）。

可能的话，6个月后即所有肿胀完全消退后拍摄随访照片。但患者常因路途遥远不愿来复诊，获得照片并不容易。

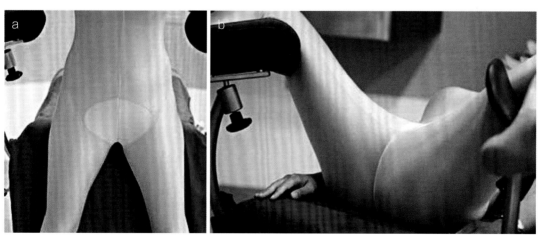

图 2-1 不同体位的照片。（a）站立位正面观；（b）截石位斜面观

▌药物

每次手术前都应给予足够的止痛药，尤其是小阴唇广泛矫正和阴蒂位置改变术后，疼痛可能持续数天，外用活性镇痛剂可能没有持续效果，常需与有中枢镇痛作用的药物联合使用。抗生素的常规使用仍有争议，但我们推荐使用头孢类药物。

▌患者同意书

根据法律规定，手术前应及时召开简要情况介绍会。应告知患者以下内容及其持续时间：

肿胀

肿胀是不可避免的，一般在 6 周后可消退 80%，6 个月后完全消退。

疼痛

术后一般持续 3 天，很少会持续更长时间。

术后出血、血肿

需要手术修复的术后出血很少见，可能有淤青和小血肿。

伤口愈合问题

统计学上看，这是最常见的并发症，出现率为 4%，因此应避免摩擦。

瘢痕

伤口愈合一般不遗留瘢痕。术后疼痛性瘢痕或明显的瘢痕很罕见。

感觉障碍

规范的手术操作一般不会出现性感觉障碍。切口线处可能出现暂时的感觉变化，如敏感度提高或降低，但伤口愈合后会恢复正常。

感染

因为有良好的组织血流灌注以及常规预防性应用抗生素，很少发生感染。

不对称

小阴唇矫正后可能出现不对称，这是由于左右两侧的愈合程度不同造成的。
如果伤口愈合不对称或延迟愈合，可能需要修复手术。

凹痕形成

可采用吸脂术。

矫枉过正或矫正不足

例如随着自体脂肪转移到大阴唇，不可愈合的脂肪组织的比例相对较高。

▌门诊流程

外生殖器手术比较简单，通常可作为门诊手术在局部麻醉下进行，即使在全身麻醉之后通常也不需要在医院过夜。但是，必须确保第二天能检查伤口。患者还应能在紧急情况下随时咨询或联系上手术医生。

▌设备

标记

用一支永久墨水记号笔标记出切口线，墨水不能在湿润皮肤上散开，用无齿镊更容易在小阴唇的内、外侧面同一水平上标记切除线（图2-2）。

手术器械

一个精细的艾德森（Adson）镊子
一把精细圆头神经解剖剪

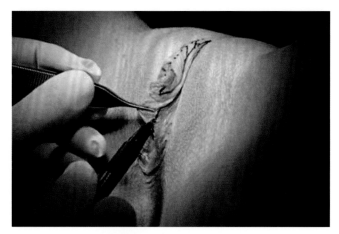

图2-2 镊子有利于标记

一把持针器

一把蚊式钳（图2-3）

2.2 MHz高频电刀

这种装置可以在无灼伤的情况下进行切割并电凝，能量设置为 25～30 W。切割不需牵拉皮肤（图2-4）。

手术台

手术台可调节，可进行截石位手术。

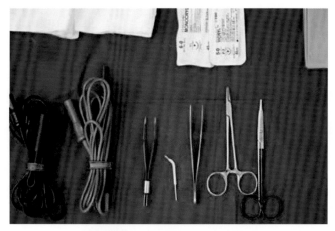

图2-3 阴唇整形术手术器械

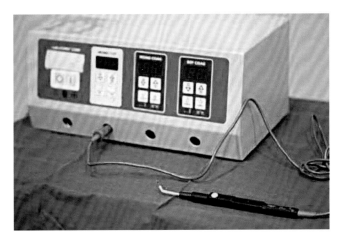

图 2-4 高频电刀

照明

两个手术灯可照亮手术区域，不会出现阴影。

监视器

标准监视器和急救设备，如脉搏血氧监测仪。

手术目的

在女性生殖器手术中，在实现最优功能的同时获得最佳外观特别重要：丑陋的外阴会对女性的性生活产生负面影响。

遗憾的是，并非每个手术医生都能意识到这个问题。从美容的角度来看，不恰当或粗糙的手术操作会使情况更糟，给患者带来相当大的心理痛苦。毫无疑问，保持该部位的敏感度是最重要的。

尽管美的概念存在着巨大的文化、民族和个体差异，但似乎有这么一个外阴形象，西方社会的所有女性都将其视为理想状态。它是一个坚实的、形状好看的大阴唇，并将小阴唇完全包围和覆盖，形成一个封闭的类似贝壳的外观（图 2-5）。

每个个体的外阴结构的形状和大小可能存在很大差异。大阴唇的丰满度和连贯性

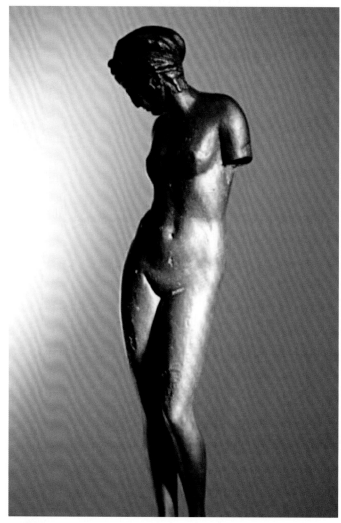

图 2-5 《来自贝罗亚的女孩》，美丽和爱情女神（21 世纪青铜塑像，慕尼黑吉普托泰克，国家古董典藏）

不仅影响其外观，还决定小阴唇是否部分或完全被覆盖，以及小阴唇突出的程度。小阴唇是否完全被大阴唇所包围，显然也主要取决于小阴唇的高度。

阴蒂干的位置、长度和宽度以及阴蒂头的大小和位置也是关键因素。

小阴唇

理想外观

  小阴唇的理想外观与大阴唇相比稍有不同。有些人希望她们的小阴唇尽可能短，而另一些人则喜欢长一些，通常是轻微弯曲的。然而，在大多数情况下，包皮应该紧紧地贴在阴蒂干上，阴蒂包皮紧紧地套在阴蒂头上，覆盖大约2/3的阴蒂头（图3-1）。

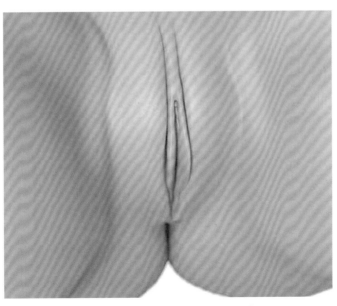

图3-1 小阴唇的"理想外观"

目前还不清楚"理想外观"这一概念是从何而来，但它可能与发布在互联网上的图片有关，这些图片现在很容易看得到。

解剖学概述

在介绍阴唇缩小术（阴唇整形术）的手术方法之前，我们需要将小阴唇分为三段：

1 段：阴蒂近端（上方）

2 段：阴蒂等高

3 段：阴蒂远端（下方）（图 3-2）

阴蒂干的大小和位置对 1 段和 2 段的形状和外观起到了决定性影响。这些阴蒂干参数加上大阴唇的丰满度以及小阴唇和包皮的形状，它们一起决定了阴部裂隙是否是一条狭窄的线，或者小阴唇是否已经明显地从阴部裂隙起点处突出来（图 3-3）。

在阴蒂干的末端，阴蒂头在其与耻骨联合前平面的空间关系中的位置，取决于阴蒂肘部的角度：如果这个角度为锐角，则阴蒂干会更靠近耻骨联合，因此阴蒂头也藏得更"深"，更容易被大阴唇覆盖；反之，阴蒂肘部呈钝角，阴蒂头更向前，此时即称为"阴蒂突出"（图 3-4）。

阴蒂头和尿道之间的距离不尽相同，可以是 1~7 cm 或更长。有趣的是，这里有一个可靠的固定点：尿道外口总是位于耻骨弓下边缘的中线上。如果从这个位置到阴

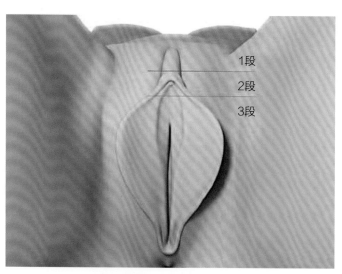

图 3-2 小阴唇各分段

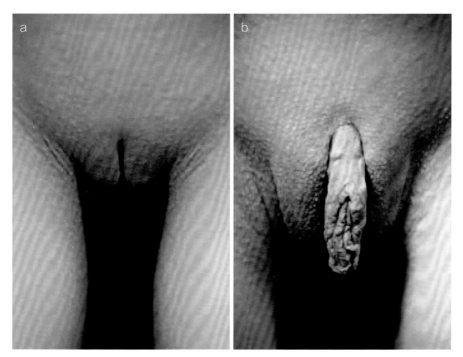

图3-3 （a）狭窄的阴部裂隙；（b）较宽的阴部裂隙，阴蒂干突出，小阴唇肥大

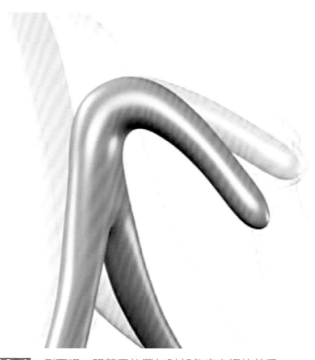

图3-4 侧面观，阴蒂干位置与肘部角度之间的关系

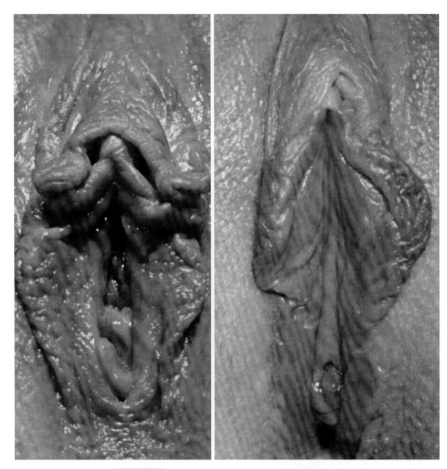

图3-5 尿道外口和阴蒂头的距离长短

蒂头的距离迥异，意味着这个距离完全是由阴蒂及其组成部分的位置和大小决定，即阴蒂脚、阴蒂干和阴蒂头的长度（图3-5）。

　　阴蒂包皮的大小和形状各不相同。阴唇肥大通常也会影响到阴蒂包皮，使其像帘子一样挂在阴蒂头上，非常明显可见（图3-6）。

　　阴蒂头在大小和形状上可以与一粒豌豆相提并论。它通常完全或几乎完全被阴蒂包皮覆盖，但有时可能完全暴露在外，尽管这并不常见。成对的阴唇系带沿阴蒂头下方向下延伸，与小阴唇汇合。这里也会出现变化：连接处可能非常柔软，平滑地融合到阴唇中，也可能会显得突兀。

　　小阴唇的第三段位于阴蒂的下方。阴唇环绕阴道前庭继续延伸到后连合处，有时甚至越过会阴到肛门。通常，内阴唇只有一个皮褶，但有时会有两个甚至更多。

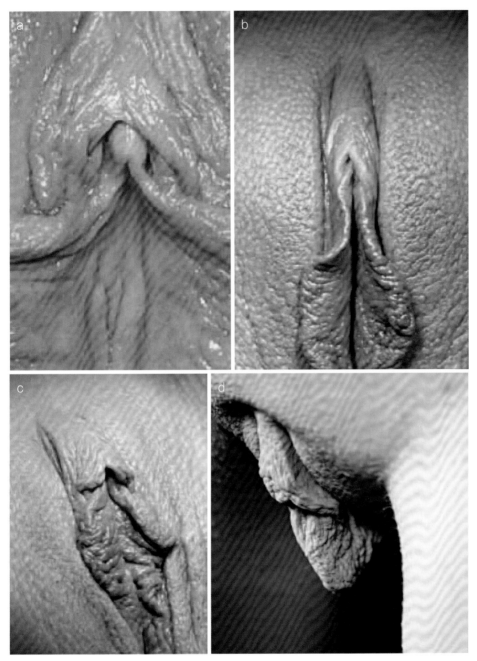

图3-6 阴蒂包皮的不同外观。（a）短阴蒂包皮暴露阴蒂头；（b）阴蒂包皮覆盖阴蒂头；（c）较大的悬挂状阴蒂包皮；（d）立位，斜面观，较大的悬挂状阴蒂包皮

　　从唇间皱褶基底测量的小阴唇高度在阴蒂的正下方最大，向后连合处延伸时逐渐减小。当唇部肥大时，唇部高度可达到 5 cm 或更多。

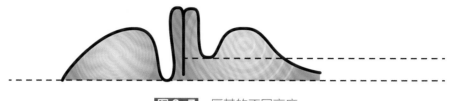

图3-7 唇基的不同高度

有趣的是，唇基的高度也会随着阴道前庭的变化而变化。在术前评估中也应考虑这一因素。高基线意味着即使较低的唇高也足以使内唇突出于外唇覆盖（图3-7）。

小阴唇缩小术（阴唇整形术）

准备

小阴唇肥大可以在局部麻醉下进行手术。术区备皮。术前建议即刻使用外敷镇痛药物，并常规给予广谱抗生素预防感染。在准备过程中建议拍摄术前照片：先拍站立照片，然后以截石位拍摄正面和侧面照片。

手术过程中，患者都处于截石位，确保背部和臀部下方有足够的缓冲垫保护，否则患者长时间平卧可能会出现问题。为安全起见，留置一条外周静脉通路，并用脉搏血氧监测仪监测脉率和血氧饱和度。用黏膜消毒剂消毒生殖器区域，待消毒液干燥后，标记出切口线。

标记

无论发现结果如何，最重要的是要确定需要留下多少组织，而不是切除多少组织。这是考虑的重点。如果有疑问，最好少切除一点组织，而不是切除太多，因为手术后皮肤多少会有些收缩。

在注射局部麻醉剂前标记切口线；否则，由于组织肿胀，无法对解剖结构进行可靠评估。为了避免将切口线与定位线混淆，最好应用不同颜色或不同类型的线，例如虚线或连续的线（图3-8）。

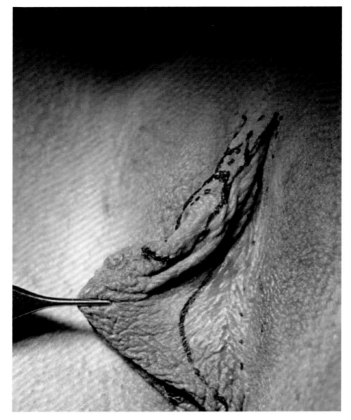

图 3-8　用连续的线标记切口线

应先沿着阴蒂干和唇间皱褶标记出中线定位，然后可以根据不同情况下使用的技术，标记出最终的切口线。一把精细的无齿艾德森（Adson）镊子有助于标记出小阴唇内、外侧面同一水平上的切除线。可应患者要求，借助手持镜给她看标记和切口线，并解释将切除多少，留下多少，以及时进行必要的调整。

麻醉

当决定实施局部麻醉时，所有的患者都会有不同程度的焦虑。互联网上发表的报道和事故在一定程度上造成了这种恐惧。当手术中进行到这一阶段时，你要花足够的时间确保手术室的气氛尽可能安静和放松。在注射过程中，患者握住护士的手通常能起到安慰作用。

对于小阴唇缩小术，我们使用约 10 ml 的 1% 利多卡因，并添加浓度为 1∶100 000 的肾上腺素。通过长度为 40 mm 的 27 号（0.4 mm）小细针进行注射。

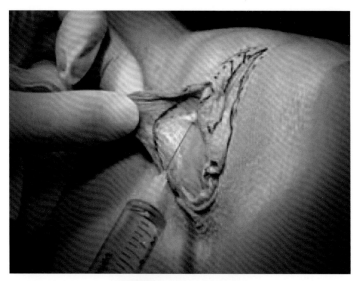

图 3-9　局部浸润麻醉

在小阴唇的内侧面开始注射麻醉剂，因为在内侧比在外侧注射的疼痛要轻。从这里注射，麻醉剂可以很容易到达整个区域，特别是阴蒂干和阴蒂背神经，以及较远的阴唇间皱襞中的小阴唇基底到后连合，甚至可以到达肛门。不需要行阴部阻滞，但必须额外添加肾上腺素注入该区域，以尽量减少围术期出血（图 3-9）。

在全身麻醉下进行手术时，该区域仍需注射利多卡因和肾上腺素，以减少出血并维持平稳的全身麻醉。

技巧

我将要描述的每项技术都有一个共同的特点，它们都会使小阴唇的整个长度减少，从阴阜的起始处到会阴的融合处，不光只涉及阴蒂远端部分。这些方法在一些细节上有所不同，这取决于解剖学方面的情况以及因此需要采取的矫正措施。

"复合型阴唇缩小术"可满足多种要求，我认为基于这种技术能够随之作出多种变化。基于这个原因，我们将对此方法进行详细的描述。术前准备、缝合材料和缝合技术在以下所有手术中都是相同的。

需要强调的是，这些技术都不能以任何方式中断或破坏阴蒂包皮弓的完整性。如果这个完整性被破坏，其几乎无法以自然的方式恢复。在特殊情况下，如在阴蒂暴露的情况下，这个弓可以移除，在中线处与阴蒂包皮的内面固定在一起，以保持对阴蒂

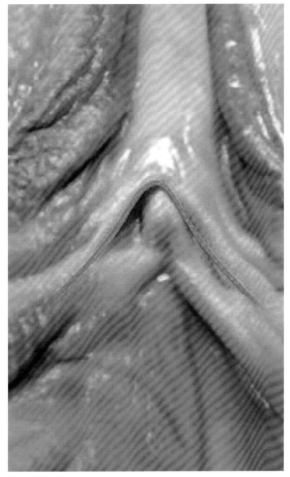

图3-10 应避免阴蒂包皮弓（蓝线）被破坏

的覆盖。通常情况下，如果手术中损伤了阴蒂包皮弓的天然弧度，是极其难以恢复的（图3-10）。

复合型阴唇缩小术

顾名思义，这种手术方法制造了完全分离的唇段，然后将它们结合在一起，形成一个统一的整体，以达到理想的美学效果。当各个部分被连接在一起时，即保持了一定程度的上、下张力，小阴唇和阴蒂包皮在其整个长度上具有最佳的紧缩度（图3-11）。

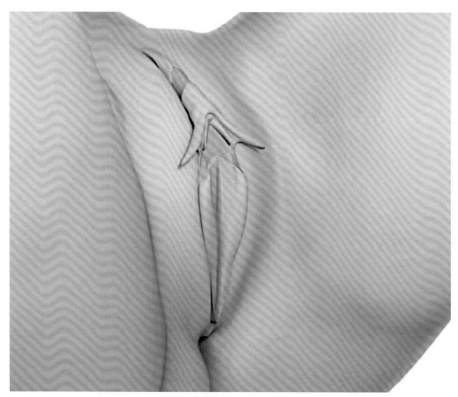

图3-11 复合型阴唇缩小术制造的三个分离的唇段

适应证

该方法适用于全部三段小阴唇肥大的情况，即阴蒂和阴蒂包皮以上、阴蒂等高、以及阴蒂以下。使用这个方法提升阴蒂包皮和缩短包皮，呈现出阴蒂干缩短的外观，并矫正所有类型的阴蒂突出（图3-12）。

操作

切口从后连合或后唇系带处开始，再向上延伸，这样不会因出血而遮盖术前标记（图3-13）。

后连合的唇高可能相当小，为 2 ~ 3 mm。此处不希望出现严重的术后组织收缩。阴唇高度逐渐增加，在阴蒂正下方达到最大，然后又略微降低。这样，阴唇会略微起伏。

小阴唇成形主要是在这个区域完成。阴唇的最大高度刚好在阴蒂正下方，理想情况下应该在 8 ~ 10 mm，可根据患者意愿做得高一些。这一段阴唇会在术后发生收缩，所以注意不要矫枉过正。

阴唇内侧面切口直达阴蒂系带的头端，沿两侧系带分别切开，形成一个足够长的三角形延伸，稍后将插入阴唇内侧。沿阴蒂头外侧切开系带，可于阴蒂包皮内面向上延长 3 ~ 5 mm，但必须距离阴蒂头外侧缘至少 2 ~ 3 mm，以免破坏阴蒂的感觉。

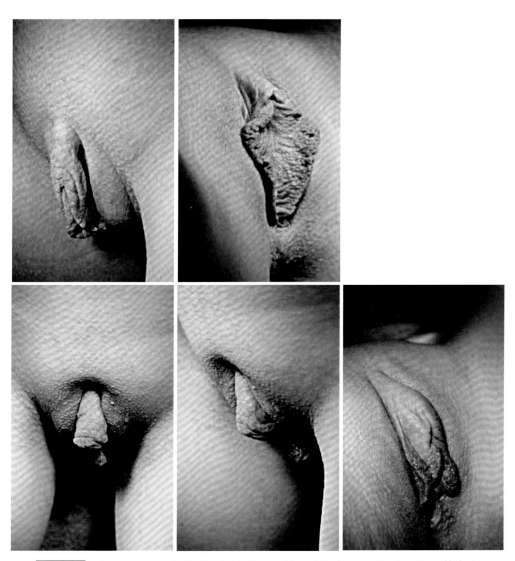

图3-12 各阴唇段肥大的患者；较大的悬垂状阴蒂包皮；不同视角下的阴蒂突出

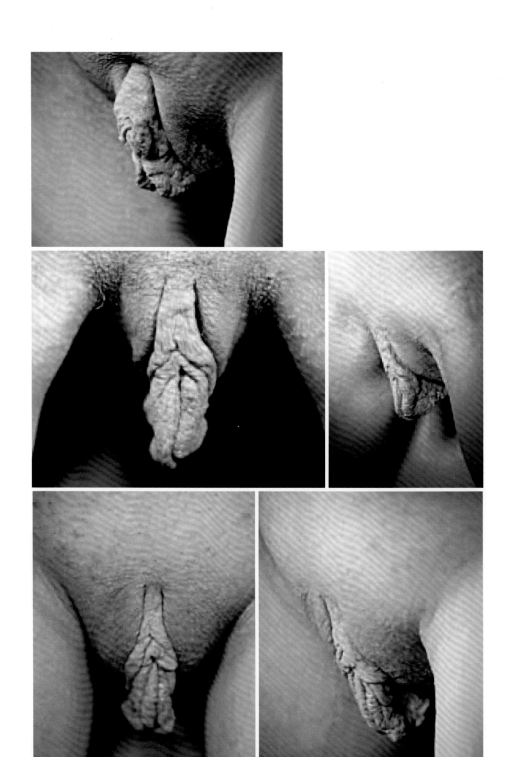

图3-12（续）

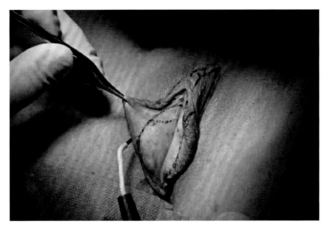

图3-13 切口从下方开始

然后，切口向内侧延伸至中线，位于阴蒂头下方。此处也须确保距离阴蒂头下缘至少 2~5 mm（图3-14）。

从系带侧线开始，向下切开分离一个长约15 mm、宽6~7 mm的皮瓣，其顶点向下，这个皮瓣由阴蒂包皮的侧面和小阴唇下段的上部组成。它起到了收紧阴唇的关键作用。确保皮瓣皮肤下有足够的皮下组织，部分是为了防止皮瓣血管受损，因为它随后会被牵拉，部分是为了有足够的组织用于皮瓣的皮下固定（图3-15）。

此后，切口转至朝中线的内上方走行，垂直于中线标记3~4 mm，到达唇间皱褶的顶部。切口不应超出唇间皱褶，否则以后会肉眼可见。

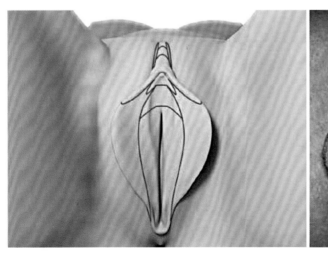
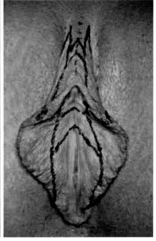

图3-14 皮肤切口线，截石位，正面观

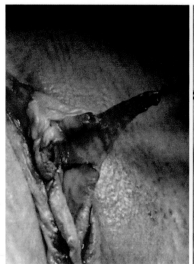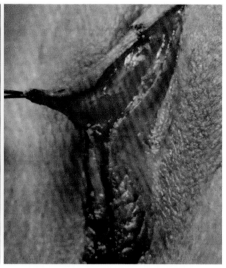

图3-15 皮下组织层向皮瓣供血

切口线向下，在唇间皱褶略微折返，然后沿阴蒂干内侧稍微上升至距唇间皱褶3~4 mm 的高度。

在这一点上，将皮瓣直径的一半加到确定的唇高上。在此段，或恰好在阴蒂下方，从唇间皱褶测量的小阴唇高度是最大的。

为了完成切开，阴唇外侧面的切口线被设计成一条略有弧度的曲线，与内侧面的弧度相对应，向下至后端走行，形成合适的唇高（图 3-16）。

为使阴蒂包皮向上拉紧，在包皮的剩余部分设计一个"倒影样"菱形区域。这一部分的垂直高度大致取决于阴蒂包皮被提起拉紧的程度。该部分在中线上指向上方，伤口愈合时会留下一个三角形的瘢痕。与鼻小柱整形术一样，应避免在包皮做连续的水平切口，否则可能会在伤口愈合时留下非常明显的凹陷。

阴蒂干区域内的任何凝血都应引起注意，并且应该使用双极电凝，以确保不会因电凝过度而破坏阴蒂感觉（图 3-17 和图 3-24a）。

为了矫正阴蒂突出，于阴唇内侧标记点作为起始向上画一条弧线，沿着与阴蒂正下方的系带内侧的切口线相对应的走行上升，两侧在中线相交，与阴蒂下方的切口线在一起，勾勒出一个梯形区域。这个区域的垂直测量给出了阴蒂稍向后下移动的距离（图 3-18）。

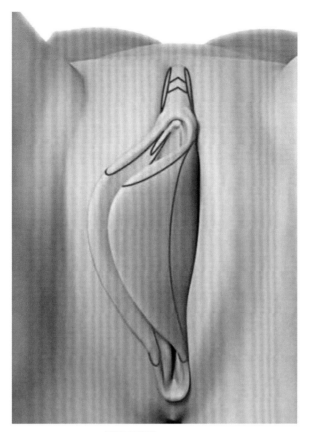

图3-16 切口线

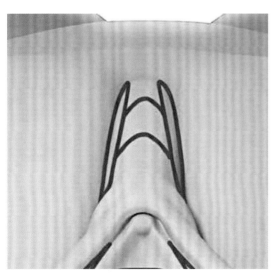

图3-17 包皮上呈"倒影样"的菱形切口

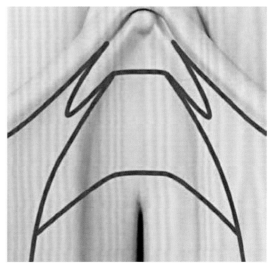

图3-18 阴蒂系带后和阴道前庭上的切口

按设计切口切开后（图3-19），即形成三个完全分离的唇段（图3-20）。

伤口闭合始于阴蒂下方，缝合阴唇内、外侧面间的皮下组织。我们推荐用5-0可吸收多股丝线进行连续缝合，这样可以保护该区域大部分垂直走行的血管，有效防止术后出血（图3-21）。

关闭包皮周围的部分，在中间进行一次皮下缝合通常就足以使唇段相互靠近，并减轻皮肤的张力。使用6-0可吸收单丝线从内侧到外侧间断缝合4~6针（图3-22）。

阴蒂的尖端（头）向下移动。这是通过关闭阴蒂下面的唇段来完成的（图3-23和图3-25）。

4-0或5-0多股缝合线间断缝合伤口边缘。首先从中间缝合，最好是褥式缝合，以提供最大可能的稳定性。该中央缝合线必须精确缝合于中线，即阴蒂头中央的正下方，与尿道外口的正中间对齐；否则阴蒂可能倾斜，导致尿流偏斜。

皮肤切除的部位不应接近尿道外口上方1 cm以内，因为缝合处的张力会影响尿道的形态学和动力学，同样对尿流方向有不可逆转的影响。

由于此唇段缝合是在轻微张力下完成的，因此建议缝合稍密，以防止术后伤口裂开（图3-24）。

外侧皮瓣转移到阴蒂下阴唇的连线上，位于小阴唇的内、外侧面间。这部分手术

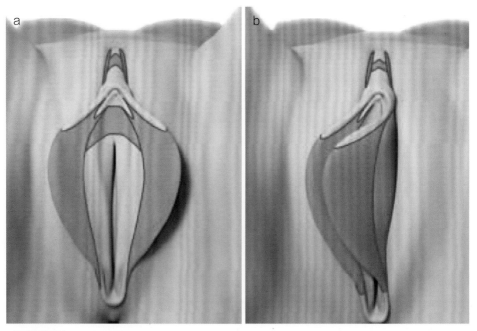

图3-19 （a）深蓝色标记处被切除，正面观；（b）深蓝色标记处被切除，斜面观

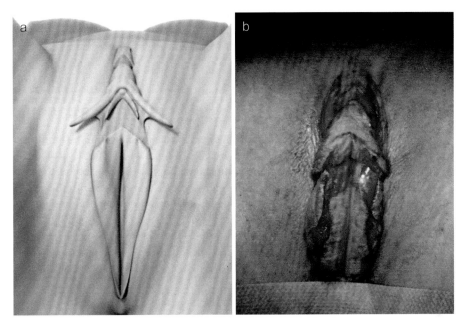

图 3-20 （a）三个分离的唇段，正面观；（b）术中外观

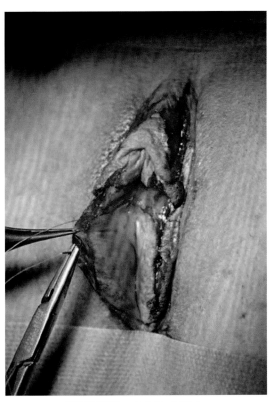

图 3-21 皮下伤口缝合

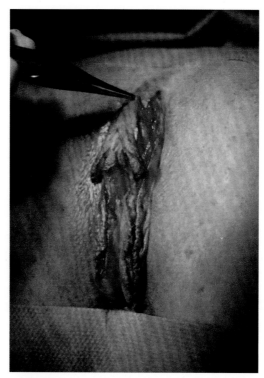

图 3-22 缝合包皮部会使阴蒂包皮向前收紧

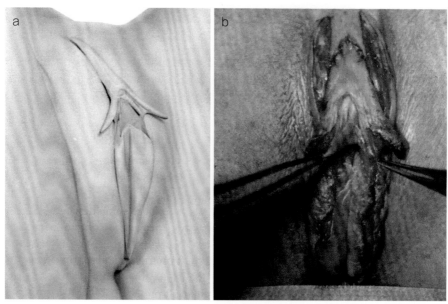

图 3-23 （a，b）缝合阴蒂下方的部分使阴蒂头向后移动并矫正阴蒂突出

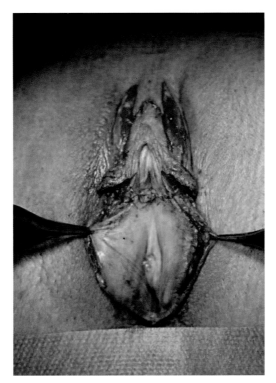

图3-24 缝合阴蒂下段部分

需在轻微的张力下完成，以便在先前向上收紧的基础上，进一步向下收紧阴蒂包皮（图3-25）。

　　皮瓣尖端用5-0多股缝合线固定，与之前的唇部皮下缝合交织在一起，稳定性好。皮瓣的张力在一定程度上降低了唇高，这是术前设计和决定最终唇高时必须考虑的一个因素。

　　皮瓣两侧可使用解剖剪分离皮肤，如有必要，可进一步缩短皮肤。多余的皮肤也有助于在该区域形成更大的唇高和更圆润的阴唇（图3-26）。

　　此时，阴蒂干有可能在矢状平面内稍微向下（向内）移动（阴蒂突出矫正和包皮缩短已经使阴蒂干稍微向下移动）。

　　尤其是在阴蒂干突出时，仅通过缩小内阴唇无法获得一个狭窄的阴部裂隙。

　　使用解剖剪将皮下组织在平行于阴蒂干的方向分离，并在外侧脚的背面或阴蒂体的侧面形成开口。用4-0或5-0可吸收多股缝合线拉紧阴蒂脚或体的白膜，然后拉紧阴蒂干上融合线的上方和远端伤口的内、外侧缘。牵拉线结，阴蒂干将在矢状面向下（向内）移动数毫米（图3-27）。

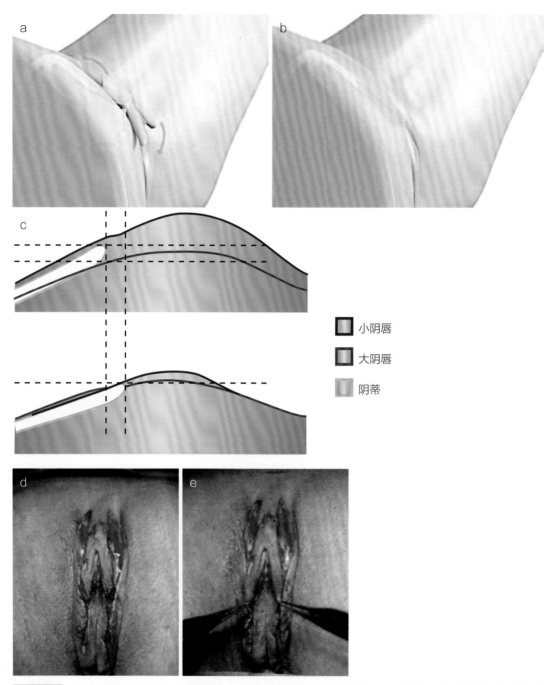

图3-25 （a）应用上下张力（橘色箭头）拉紧阴蒂包皮，让阴蒂头在矢状面和冠状面向下移动（黄色箭头），可矫正阴蒂突出和阴蒂包皮肥大。（b）位置较低的阴蒂头。（c）侧面观：在矢状平面上使阴蒂向下移动从而缩小小阴唇。黄色部分代表阴蒂，红色代表小阴唇，蓝色代表大阴唇。（d）外侧皮瓣向下的拉力能够更加收紧阴蒂包皮。（e）插入后的侧方皮瓣

小阴唇

大阴唇

阴蒂

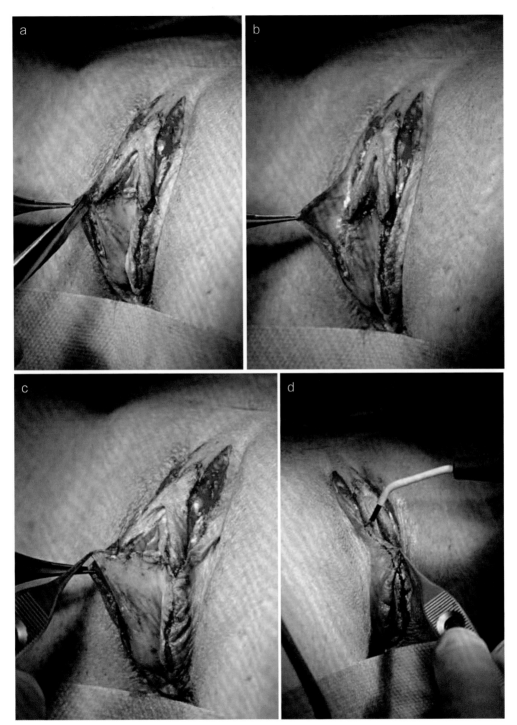

图 3-26 （a~d）通过修剪和塑形释放皮瓣内、外侧皮肤（右斜面观）

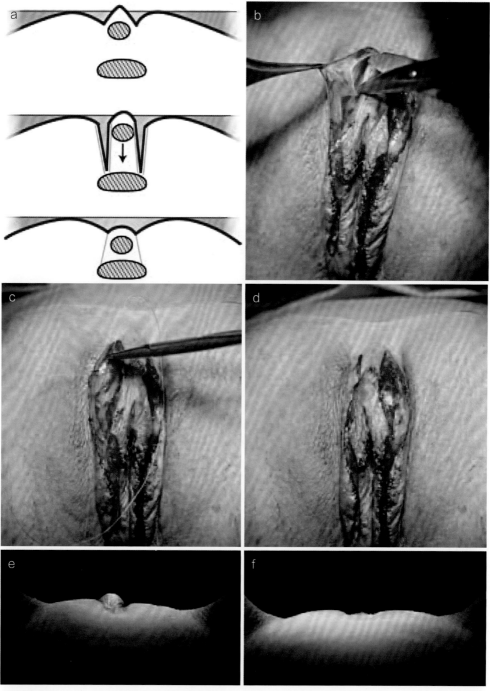

图3-27 （a）拉紧阴蒂脚或阴蒂体白膜的缝线，向内牵拉阴蒂干；（b）使用剪刀分离阴蒂体或脚；（c）在白膜中和伤口边缘处进行缝合；（d）打好线结，向内牵拉阴蒂干（此处在右侧）；（e）术前突出阴蒂干的俯视位；（f）术后相同视角的阴蒂干

开始缝合皮瓣内侧的皮肤。用 6-0 细单丝线连续缝合，尽可能精确地缝合皮肤，这样外侧皮瓣可以良好愈合，而不会在阴唇的平滑线上形成台阶。在几乎所有的皮肤缝合中，连续缝合是最佳技术，因为它相对稳定，能够承担运动产生的机械力，这些运动会在术后愈合过程中对生殖器区域产生持续影响。然而，针距之间可能会肿胀（串珠样外观），通常肿胀会完全消失。

尽管通常选用简单而紧密的连续缝合法，而针对阴蒂下的唇段，比如沿着游离缘，褥式缝合才是更好的方法，因为这样可以减少轮廓不平坦的风险，并能稳定地形成顺滑的伤口边缘。6-0 可吸收单丝缝合线最适合用于此缝合。

皮肤缝合后，从阴蒂下方开始，通过褥式缝合将阴唇的内、外侧缝合，以塑造、提升和稳定唇壁。继续缝合至后连合。线结应该位于阴唇内侧。使用 5-0 可吸收多股缝合线。这一步是赋予小阴唇完美外形的重要一环，防止它们因肿胀而分离和扁平，并保证它们在垂直状态下愈合（图 3-28）。

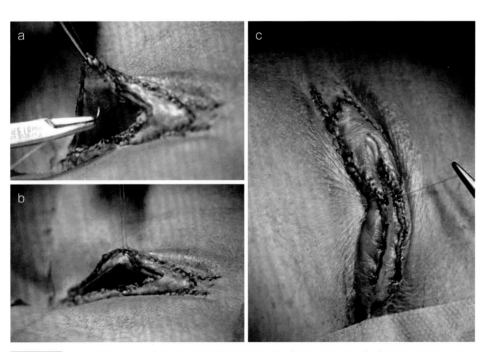

图 3-28 褥式缝合。（a）首先将针穿过内侧；（b）褥式缝合；（c）拉紧线结，使唇壁竖直和稳定。术前、术后截石位拍照。正面观，左斜面观

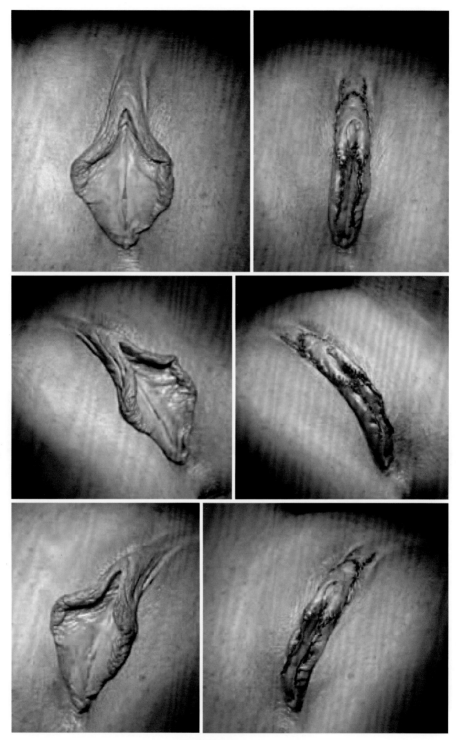

图 3-28 （续）

复合型阴唇缩小术病例

病例 1

术前站立位

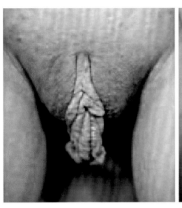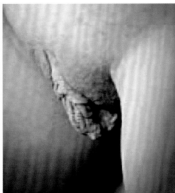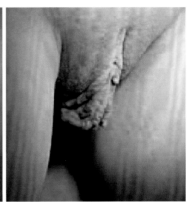

术前截石位

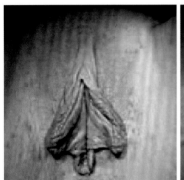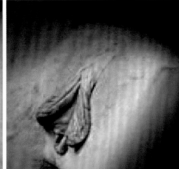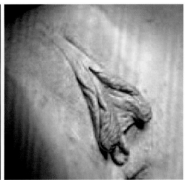

术后即刻截石位

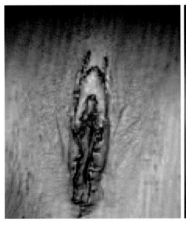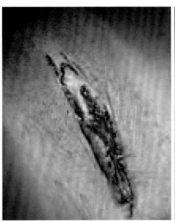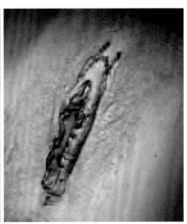

术后长期随访站立位

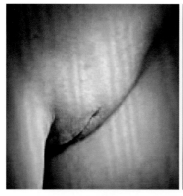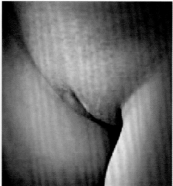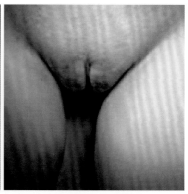

术后长期随访截石位

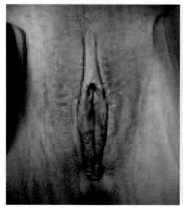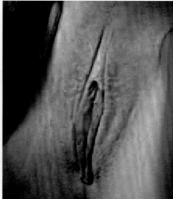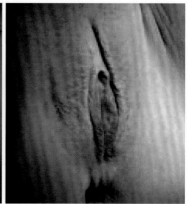

病例 2

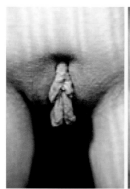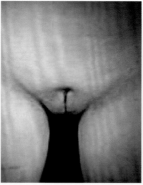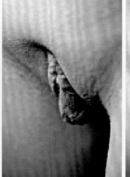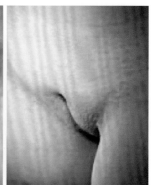

病例 3

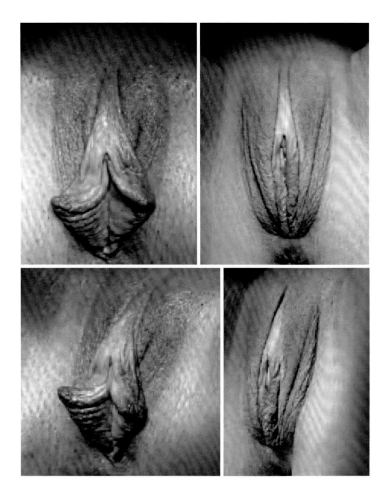

病例 4

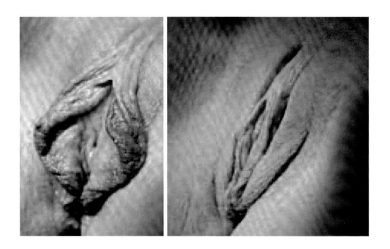

小阴唇全长缩小伴阴蒂位置矫正

适应证

这项技术与复合型阴唇缩小术类似，不同的是不需专门向上收紧阴蒂包皮，患者亦无悬挂状阴蒂包皮需要矫正，阴蒂干短且包皮较短或正常。该方法适用于全部三段的小阴唇肥大，即阴蒂上、下及阴蒂水平，也包括阴蒂突出的情况（图3-29）。

操作

切除也可从后连合开始，呈略微弯曲走行至阴蒂系带。阴蒂系带被解剖出一个较长的向下延伸的部分，两侧形成一个由阴蒂包皮远端延伸而成的外侧皮瓣。

切口沿着平行于阴蒂干中线的方向向上至前连合，在唇间皱褶的起点向下转，然后再次上行，于阴蒂下方与阴唇外侧切口汇合。

为了将阴蒂顶端向下移动，需要去除阴蒂下方的一块梯形皮肤；这部分的宽度决定了阴蒂顶端向下移动的距离（图3-30）。

将外侧皮瓣转移到阴唇的连线上，并在适度张力下用5-0可吸收多股缝合线固定在皮下。

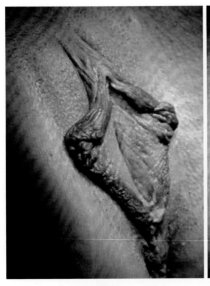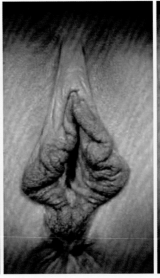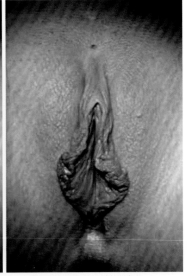

图3-29 小阴唇三段肥大，阴蒂突出，包皮较短或正常，无阴蒂包皮下垂

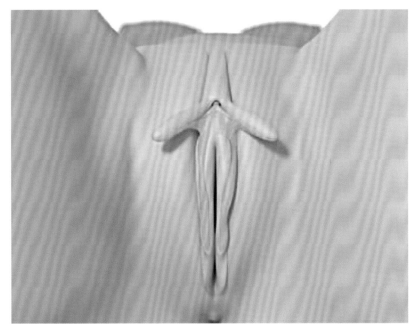

图 3-30 阴道前庭处被切除皮肤的宽度决定了阴蒂的向下移动（降部和阴蒂头）

　　在动员这个区域阴唇的内外侧后，在这个交界区可很好地维持阴蒂下方的阴唇高度和形状。如前所述，闭合伤口后，最后一步也是使用 5-0 可吸收多股线褥式缝合来达到唇壁直立。

病例 1

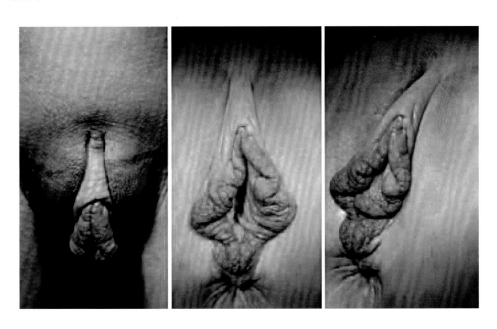

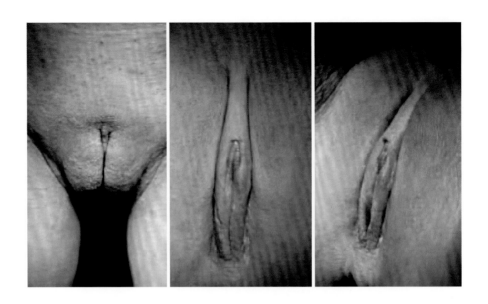

病例 2

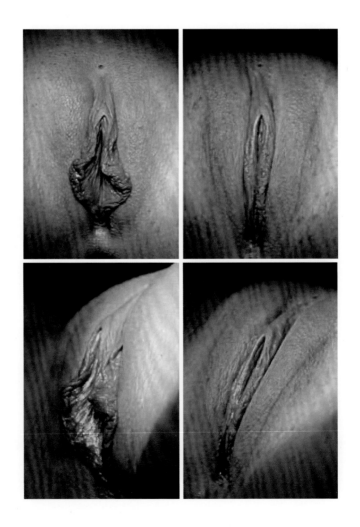

病例 3

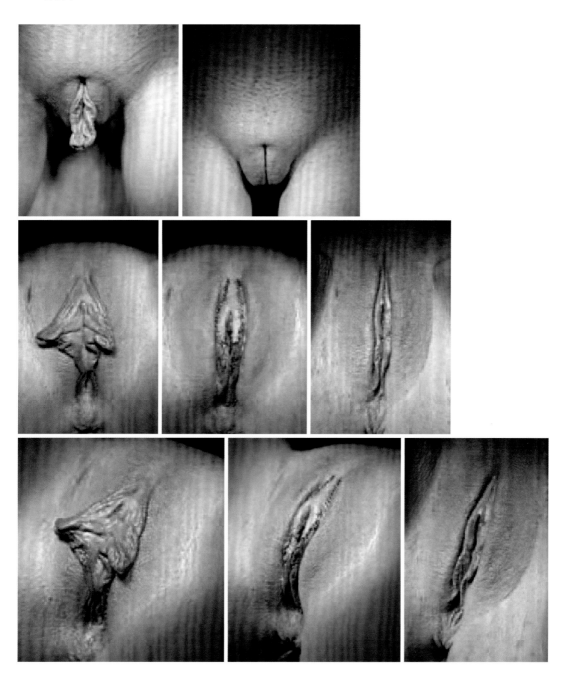

小阴唇全长缩小不伴阴蒂位置矫正

适应证

当各段小阴唇都肥大而无其他问题时，可选择这种方法。没有悬垂的阴蒂包皮需要收紧，没有长阴蒂干导致的包皮过长，也没有阴蒂突出需要矫正（图 3-31）。

操作

标记后，切口从下唇段开始，呈略小的弧度向上至阴蒂系带。在这种情况下，阴蒂系带不会被分离成一个长三角。相反，切口继续沿着系带在即将到达阴蒂头前，呈略偏外侧的锐角向下，形成前面描述的外侧皮瓣。通过去除这些线之间的组织，系带的高度有所降低。

沿外侧皮瓣切开后，切口继续沿阴蒂干外侧上至内唇起始点，然后在唇间皱褶远端转向，略微上抬，以便与阴蒂水平略下方的小阴唇外侧的切口线相连。

外侧皮瓣与阴唇缝合后，该皮瓣受压可导致组织充血，因此在阴蒂下方约 1 cm 处，从阴唇内侧面切开形成一个顶端指向内的布鲁（Burow）三角（图 3-32）。

这种方法也需要使用 5-0 可吸收线进行密集间断褥式缝合，以稳定唇壁并保持其直立。

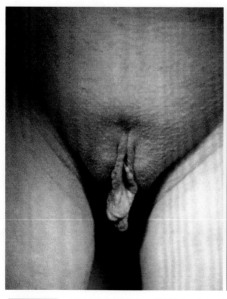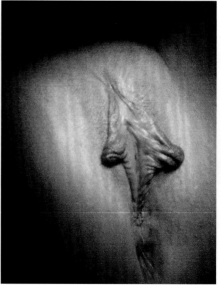

图 3-31 阴唇各段肥大，阴蒂包皮不下垂，包皮长度正常或较短，无阴蒂突出

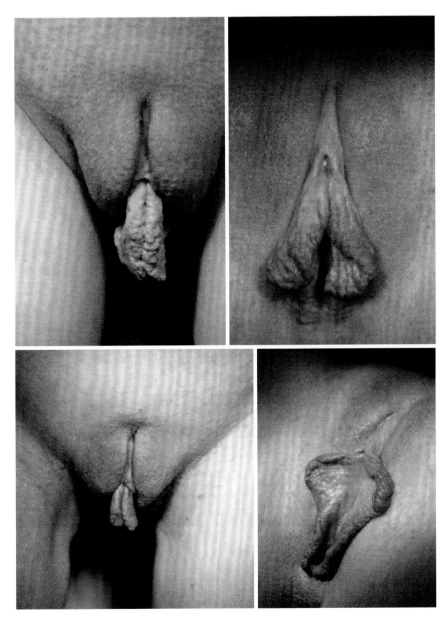

图 3-31 （续）

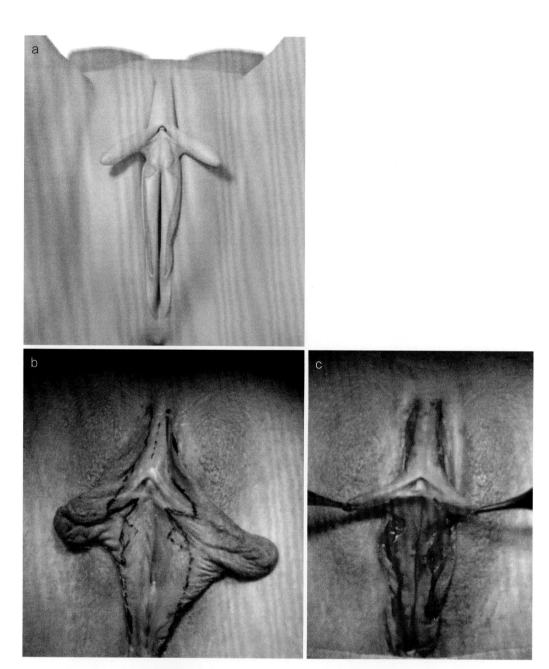

图3-32 （a~c）将布鲁三角从阴唇内面中切除

病例 1

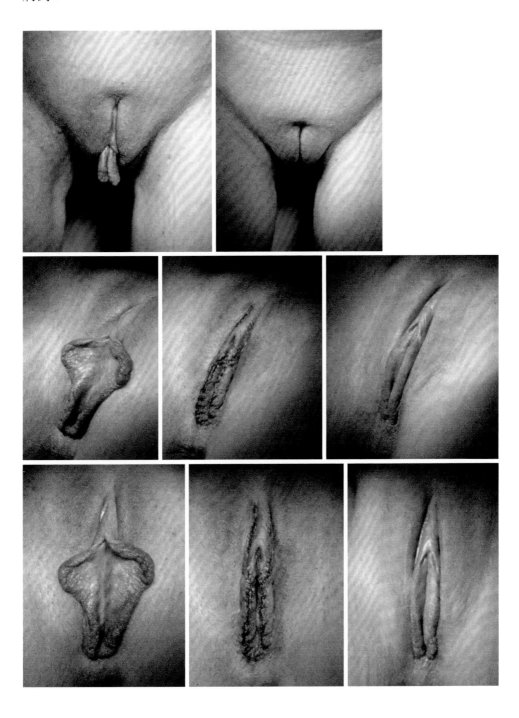

病例 2

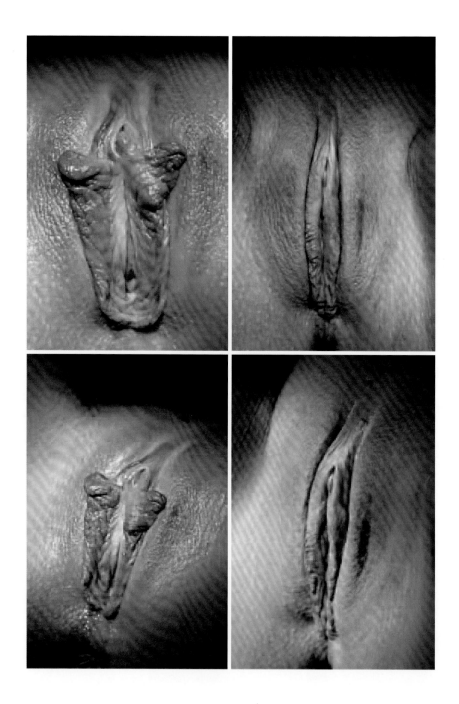

仅至阴蒂远端的小阴唇缩小

适应证

由于小阴唇远端至阴蒂的单纯性肥大是非常罕见的，这种方法并不常使用。

这种方法只针对远端阴唇肥大，即只影响阴蒂水平以下的阴唇，没有任何阴蒂突出或阴蒂包皮的增生（图 3-33）。

操作

同样，切口从阴唇的远端开始，向上延伸至系带，呈现一条轻微的弧度。然而，如前文所述，在到达阴蒂系带时，切口向后转向并且不再向着阴蒂头基底部延伸。然后切口向远端转向，在唇壁形成一个外侧皮瓣，它比前述技术中的皮瓣要短得多。由于不需要拉紧阴蒂包皮，因此不需要在张力状态下嵌入该皮瓣（图 3-34）。

在形成小皮瓣后，切口再次略微向上，但这次向下回转略高于阴蒂头的水平，再与阴唇外侧远端开始的切口线相接（图 3-35）。

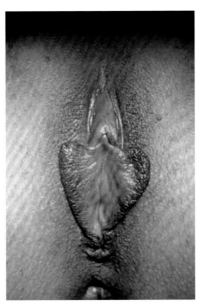

图 3-33 阴蒂下段单纯性肥大，无阴蒂突出，包皮长度正常或较短

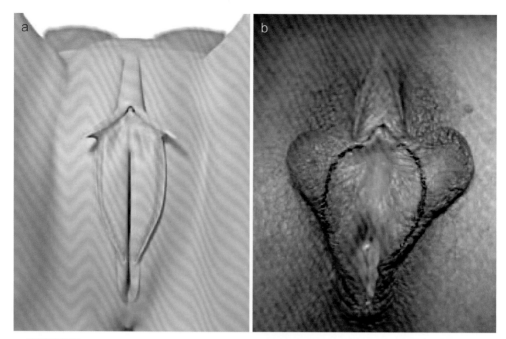

图3-34 （a，b）仅切除位于阴蒂下方的小阴唇，形成两个小的外侧皮瓣，正面观

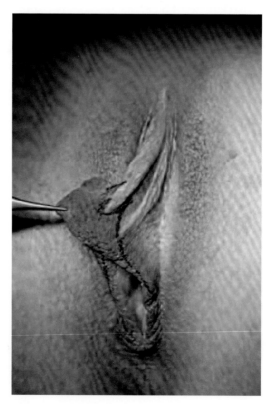

图3-35 切口线侧面观。与前述技术相比，外侧皮瓣较小

病例

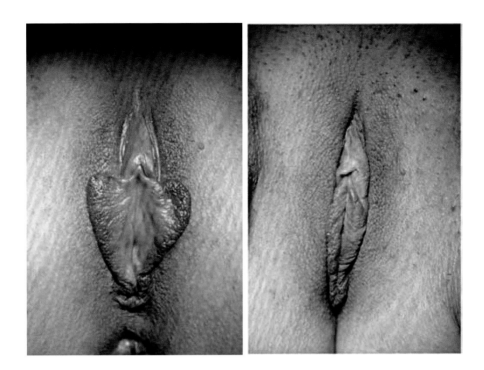

▍唇后连合区的小阴唇肥大

适应证

这是一种并不少见的正常变异，是后连合区的小阴唇增生。多余的阴唇组织通常沿着中缝延伸到会阴甚至肛门。

从美学上，多余组织形成不良外观，应去除以矫正畸形，尤其是当阴唇的其余部分被重塑，而这部分仍保持原样时（图3-36）。

为了获得一个美观的结果，需要切除一块菱形组织，菱形上部位于阴道口，下部位于会阴（图3-37）。

如果菱形的形状相应地变宽，也可以矫正宽大的阴道口或敞开的阴道前庭。同样，球海绵体肌也可以在这个过程中被收紧。

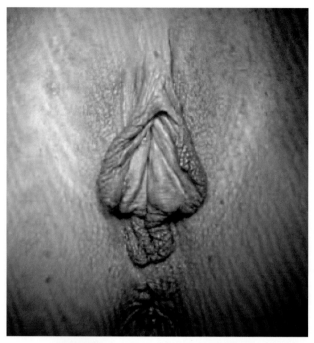

图 3-36 唇后连合区的小阴唇肥大

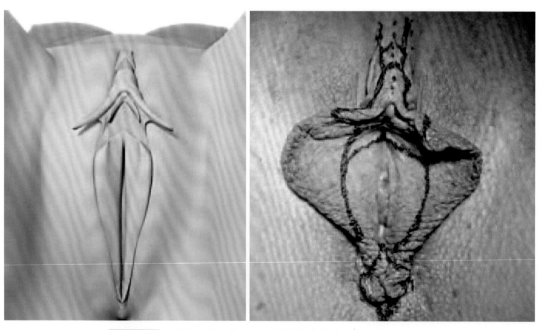

图 3-37 后连合菱形切除（此处结合复合型阴唇缩小术）

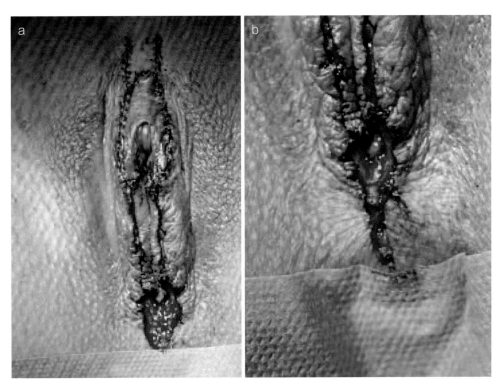

图 3-38 （a）后连合处阴唇切除后的情况。（b）伤口边缘

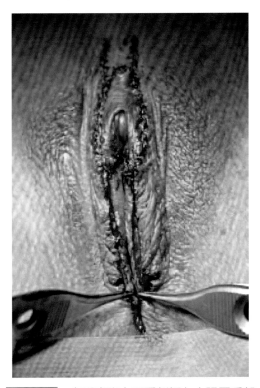

图 3-39 在垂直张力下重新插入小阴唇后部

操作

标记后，用高频电刀切除皮肤。根据不同的切口张力，使用 3-0 或 4-0 的可吸收缝合线对伤口边缘进行皮下缝合。用6-0可吸收单丝线连续缝合皮肤伤口（图3-38）。

小阴唇重新插入后连合的方向应偏内下，以防止阴道下极出现皮肤拱起，这可能会在性交过程中造成烦恼和疼痛（图3-39）。

▍包扎

使用过氧化氢溶液清除所有血迹。追加注射一针局部麻醉剂，确保术后一段时间内没有疼痛。包扎采用一种不含酒精的黏膜消毒剂浸泡的纱布敷料，这种消毒剂除了对伤口进行消毒外，还具有降温和消肿的作用。纱布用一次性网眼裤（医院提供）固定（图3-40）。

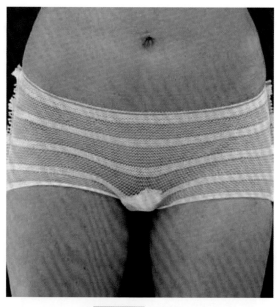

图3-40 包扎

术后管理

术后，在患者回家或回酒店之前，给她足够的时间让她恢复体力。在这段时间内让生殖器区域降温。在离开诊所之前，患者应该上一趟厕所，然后换上新的敷料，这样她就可以尽可能长时间地不用换药。术后第一晚不建议穿质地过于柔软的内裤，以在生殖器部位施加均匀的压力，以尽可能减少肿胀，并将术后出血的概率降到最低。确保患者有足够的止痛药，如布洛芬和安乃近，术后疼痛是始终不容忽视的问题。

第二天检查伤口，用黏膜消毒剂消毒并更换敷料。随后患者可以出院，直到下一次复诊。

尤其是在小阴唇缩小术后，术后 14 天内应在阴唇之间放置纱布敷料，以防止相互接触。该措施可以防止一侧阴唇滑到另一侧下方，使两侧愈合情况不同而导致不对称，这种情况很难通过保守治疗矫正（图 3-41）。

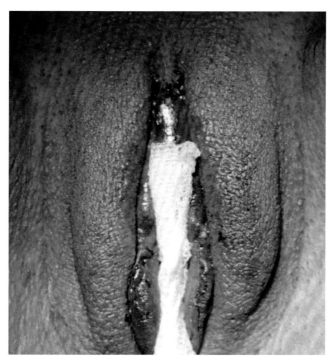

图 3-41 阴唇之间的纱布用于固定和定型

在最初两周后，患者可以对阴唇术区加压，使肿胀更快消退，为伤口愈合提供最佳条件。用示指和拇指沿着每一侧阴唇进行按压。可以施加一定的压力，甚至可能有点痛。但不应该按摩或摩擦组织，因为摩擦可能会延迟伤口愈合或导致裂开。术后两周开始，患者应每天早晚各一次按压，持续约4周（图3-42）。

因组织脆弱，要求使用精细的缝合材料。一方面，该区域可能仅因为行走或坐位及其他日常活动就受到较大的压力，这就要求伤口闭合必须尽可能稳定。伤口愈合延迟和伤口裂开是最常见的并发症，尤其是阴唇矫正手术。当然，患者必须尽可能在2天或3天内恢复正常活动。前6周是一个关键时期，在此期间应避免过度外力：禁止性交、慢跑、骑马、骑车等。如果患者确实觉得需要锻炼，两周后可以使用交叉训练器或踏步机，这样两腿之间的距离较大，不会对生殖器有直接摩擦。

同样，6周内不允许使用卫生棉条，尤其是在小阴唇缩小术后，因为插入卫生棉条可能会撕裂伤口边缘。

女性在此期间也不要刮阴毛，以避免不必要的触碰。

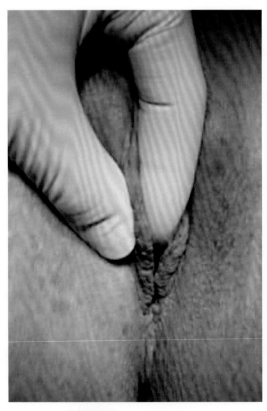

图3-42 术后手指按压

2 天后可以洗澡，但 1 周内不能使用肥皂或其他清洁剂。术后术区无需使用消毒剂。坐浴可能软化伤口边缘，因此不建议使用。

由于使用了可吸收缝合线，所以没有必要拆除任何缝合线。即便如此，当缝合线被吸收时，可能会引起严重瘙痒。如果发生这种情况，可以使用伤口软膏、芦荟凝胶甚至可的松乳膏。如果缝合线造成任何问题，大约 10 天后也可以将其拆除。

▍误区和并发症

在可能的并发症中，伤口愈合延迟从统计学上看是最常见的。这主要是因为生殖器区域承受着持续的机械应力，即使没有发生性交，单纯的走路或坐位也会对伤口边缘施加压力，可能会直接阻止伤口愈合。但是即便如此，患者仍可进行正常的日常活动，始终记得要尽可能轻柔——术后 6 周内避免剧烈摩擦，特别是不要性交、骑车、慢跑等。

脆弱的组织需要使用尽可能精细的缝合线，但该部位上的机械应力需要保持良好的稳定性。因此，伤口闭合的最佳方案是使用 6-0 或 5-0 缝合线密集缝合。上述技术中的一个薄弱环节是小的外侧皮瓣嵌入到小阴唇切口的位置。当伤口边缘没有达到无缝、稳定、无张力地对合时，伤口偶尔会裂开（图 3-43）。

然而，因为小皮瓣承受向下的张力，以便有效地向下收紧阴蒂包皮，所以这些皮瓣应该固定牢靠，使皮肤的张力得到极大的缓解。

即使在两侧对称地标记切口线，并且在手术过程中外科医生达到了最佳的对称性，手术后仍然有可能出现两侧愈合程度的不同，其所导致的不对称只能通过手术矫正来解决。可能的原因包括肿胀不均，一侧阴唇滑到另一侧下面（通过在阴唇之间放置纱布可以解决），术后单侧出血，两侧瘢痕愈合的差异性。

术后出血需要手术修复的情况是非常罕见的，但如果伤口采用连续皮下缝合闭合时，则会发生这种现象。少量出血经常发生在患者上完厕所后，但可以通过直接按压几分钟处理。

肿胀肯定会发生，但程度不同。多达 80% 的患者会在最初的 6 周内消失，其他患者则消退得非常慢，最长可持续 6 个月。如上所述，手指按压是预防持续肿胀和确保瘢痕良好愈合的最佳方法。

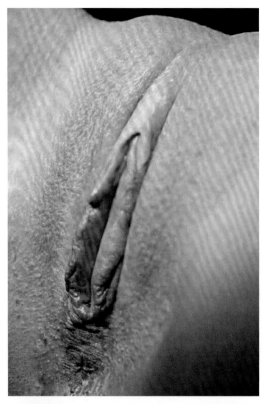

图3-43 右侧小阴唇伤口裂开伴轮廓缺损

阴蒂的感觉障碍通常是不可逆的，会导致对性刺激的反应和达到性高潮的能力减弱。必须尽量防止这种情况发生。相关解剖学知识与轻柔谨慎的操作是关键，尤其是在需要触碰到阴蒂结构的时候。避免对阴蒂干区域的出血过度电凝。在这个区域只能使用双极电凝止血。

沿伤口线可能出现对触摸的敏感性增强，但随着时间的推移会恢复正常。然而通常情况下，患者没有意识到这一点，因为生殖器区域疼痛，患者会避免触摸它。

▌替代技术

为叙述完整起见，还有一些替代的阴唇整形技术，文献中也早已报道了。所有这些方法的共同特点是它们的目的只是缩小阴蒂远端部分。这些技术不包括有效地收紧或提升阴蒂包皮，也不提供任何矫正包皮或阴蒂突出的方法。

这些技术唯一的适用情况是只有小阴唇远端唇段单纯肥大，而这只不过是个例，并不常见。因此，这些技术的适应证有限，如果在整个阴唇肥大的情况下使用这些技术，它们往往会形成不协调的外观，导致近段阴唇太长和远段阴唇太短。

Alter 技术

楔形切除是一种比较流行的技术，由于其操作简单，所以经常被使用。从阴蒂下方切除顶端指向内侧的阴唇三角形部分。闭合伤口边缘后可在相对较短的手术时间内收紧并缩短远端唇段。然而，如果在伤口边缘施加过多张力，往往会导致伤口裂开和延迟愈合（图 3-44）。

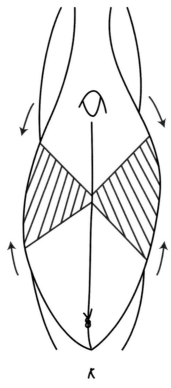

图 3-44 Alter 技术

Trichot 技术

在小阴唇下极切除一个楔形部分，剩余的阴唇向下拉紧。在使用这种方法时，必须非常小心，阴道口和后连合的重建不能有张力，不要出现瘢痕或皮肤隆起，因为这会引起性交过程中的烦恼和疼痛（图3-45）。

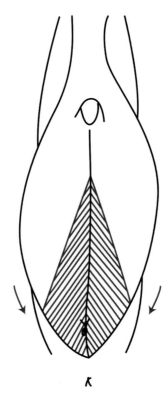

图 3-45　Trichot 技术

Rouzier 技术

从阴唇的远端段切除中央段，其余部分向下拉并固定，向下收紧这一部位，将阴唇固定在后连合区域。如果阴唇远端段的张力太大，可能导致阴道口变形（图3-46）。

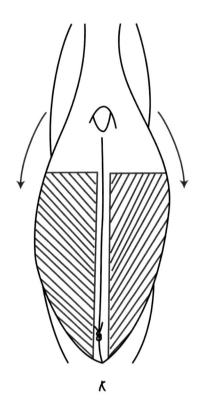

图 3-46 Rouzier 技术

Choi 技术

去除中央新月形的部分，能使这一唇段适度收紧（图 3-47）。

Hodgkinson 技术

这一唇段的缩小是通过沿着唇游离缘切除一条多余的组织来实现的（图 3-48）。

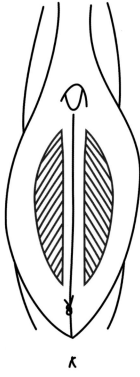

图 3-47 Choi 技术

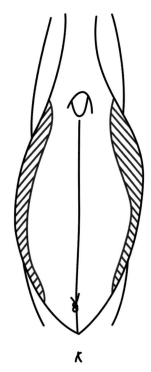

图 3-48 Hodgkinson 技术

Maas 技术

沿着游离缘锯齿状地切除多余的组织，目的是防止线性瘢痕的形成，这会影响阴唇的拉伸和弹性。此举往往没有必要，因为阴唇皮肤是层层折叠的，特别是在远端唇段，无论游离缘上有没有瘢痕，都很容易被拉伸（图 3-49）。

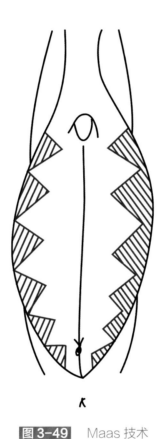

图 3-49 Maas 技术

Giraldo 技术

在阴蒂稍下方切除教堂尖顶样阴唇部分（图 3-50）。

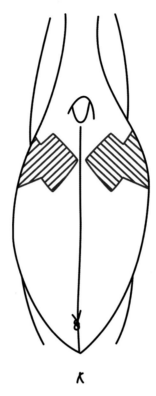

图 3-50 Giraldo 技术

小阴唇重建

　　这类小阴唇畸形通常是医源性的。由于担心损伤感觉神经，以及对相关解剖细节缺乏了解（主要原因），许多外科医生往往倾向于在阴蒂下方进行小阴唇阴蒂远端段整形术。但由于阴蒂包皮通常也会出现肥大，如果只矫正下唇段时，外观看上去会不均衡，出现"小阴茎"外形，这比阴蒂突出的情况更糟。这是阴唇缩小术后最常见的畸形（图 3-51）。

　　由于大部分技术都只在阴蒂远端段缩小小阴唇，这也是后期最需要重建的部位。这些问题包括过度切除导致阴唇几乎完全缺失、边缘磨损、瘢痕、扭曲、不对称，以及远端唇段相当大的轮廓缺损（图 3-52）。

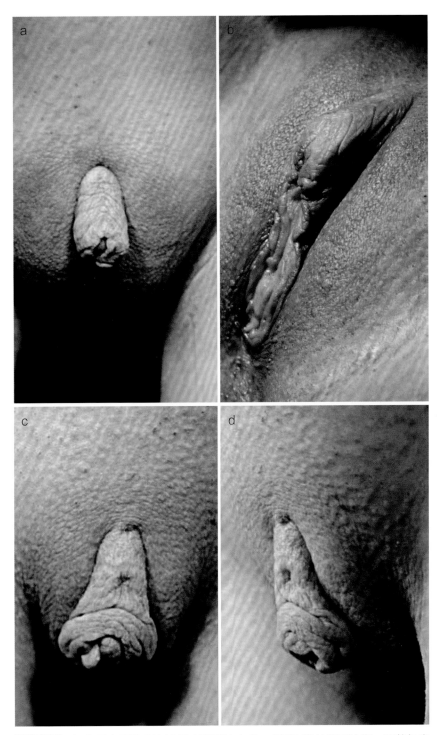

图 3-51 （a）只在阴蒂后方进行小阴唇缩小术，术后出现外观不均衡，阴蒂包皮肥大及阴蒂突出未得到矫正。站立位，正面观。（b）截石位，斜面观。（c，d）出现相同畸形的另一名患者

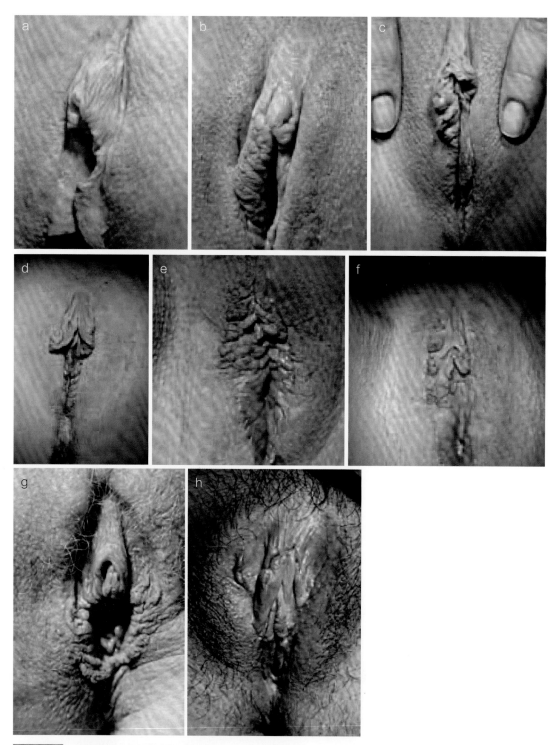

图3-52 阴唇整形术后的医源性畸形。(a)轮廓缺损;(b)阴蒂包皮过度切除,阴蒂头完全暴露;(c)不对称和部分过度切除;(d)阴蒂和包皮部位的矫正不足,下部过度切除,伤口边缘因皮肤闭合不当而磨损;(e~f)下段阴唇切除,敞开的阴道口,伤口边缘磨损;(g)后唇段过度切除和不对称,敞开的阴道口;(h)完全扭曲和部分阴唇切除

很明显，上端多余组织可用于矫正远端唇段。Alter 描述的操作方法是重建远端唇段上 2/3 过度切除最合适的术式。遗憾的是，由于带蒂皮瓣的长度往往不够长，无法到达后连合，这个手术无法对远端唇段后 1/3 部分进行重建。

这里也可以用阴道皮肤重建唇壁。但是，在近侧唇段（包皮）没有多余组织的情况下，用阴道皮肤重建小阴唇应该被视为最后的手段。此外，这种方法无法达到足够的唇高。

当然，皮肤移植是另一种选择，但从美学上讲，皮肤移植总是不如局部组织重建，不仅色泽与质地不同，而且敏感性差，所以此处我不再赘述。

外侧包皮皮瓣重建

适应证

用两个远端带蒂皮瓣修复阴蒂下方的小阴唇（图 3-53），该皮瓣由部分外侧包皮和部分阴蒂上方的多余阴唇组织组成。由于这里没有明确的轴型血管供应，因此，需根据任意皮瓣原则确保血管供应。尽管生殖器区域的血液循环非常丰富，允许皮瓣基底相对较窄，但皮瓣要越厚越好，基底尽可能宽，以防止皮瓣坏死。这一点尤为重要，因为皮瓣必须在其蒂部向下旋转 180°，并要在轻微张力下缝合到位。

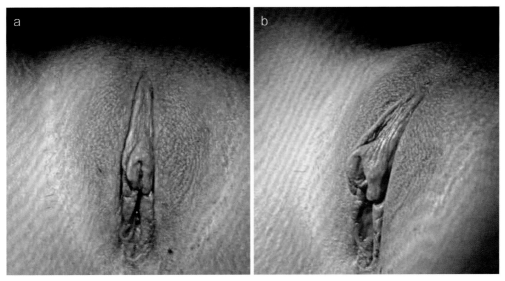

图 3-53 （a）阴唇整形术后的医源性畸形，阴蒂下方矫正过度，阴蒂上方矫正不足。用外侧包皮皮瓣重建下阴唇部分。术前情况，正面观，截石位。（b）术前情况，斜面观，截石位

操作

准备方法参考复合型阴唇缩小术。在远端唇段，无需再画出唇高的切除线，而是要标记出稍后皮瓣插入位置的切口线。剩余阴唇可留作备用，以使磨损的唇缘平整。

在阴蒂干中部两侧标记皮瓣区域，其尖端延伸至唇间皱褶的起始处，这块皮肤区域不会像复合型阴唇缩小术中那样被切除，此处形成的皮瓣将替代远端阴唇。要分离足够厚度的皮下层，并尽可能向外侧延伸，以避免过于接近阴蒂背神经的分支，该神经分支在大约 11 点和 1 点方向沿着阴蒂干背面向阴蒂头走行（图 3-54）。

与复合型阴唇缩小术一样，沿着阴蒂包皮远端形成外侧皮瓣。在大多数情况下，也推荐像矫正阴蒂突出时一样，将阴蒂向远端推进，因为皮瓣底部会进一步向远端伸展，更容易在后连合周围重建远端唇段。

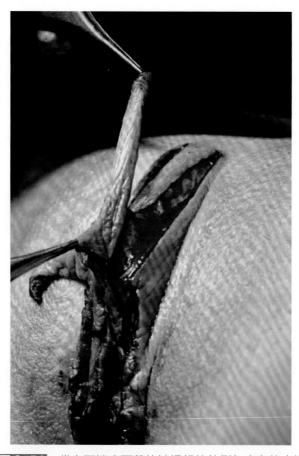

图 3-54 带有下端皮下蒂的被提起的外侧包皮岛状皮瓣

在掀起皮瓣后，于其基底部向下旋转（图3-55），在轻微张力下用5-0多丝缝合线固定在皮下，以获得更长的伸展范围。沿着阴唇内外侧，用6-0单丝线连续缝合伤口（图3-56）。

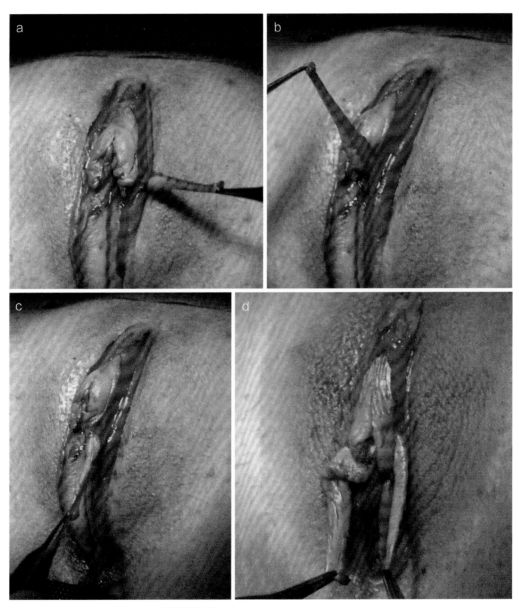

图3-55 （a~d）旋转皮瓣180°

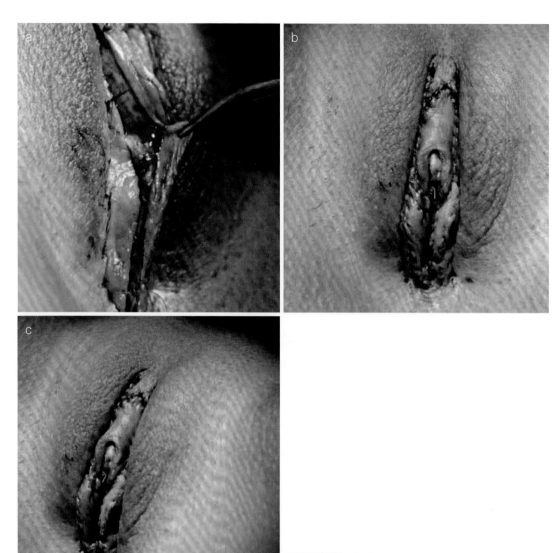

图 3-56 （a）在适度张力下插入皮瓣；（b）已插入的皮瓣，正面观；（c）已插入的皮瓣，斜面观

　　一旦皮瓣旋转，其蒂部可能出现多余的皮肤。如果需要去除部分或全部多余的部分，则应尽量保守，以保证皮瓣蒂部的宽度足够。

　　阴唇成形且伤口闭合后，还需对唇壁进行充分和牢靠的褥式缝合，以保持其直立。不要将这些缝合线穿过皮瓣的基底或皮下层，以免影响血供。

▍用阴道皮肤推进进行重建

适应证

阴蒂上方没有多余组织时，可选择用阴道皮肤重建阴唇，Alter 提出的方法不再适用。这项技术无法获得足够的唇高，最多只能达到 5 ~ 7 mm（图 3-57）。

操作

标记出手术设计的切口线（图 3-58）。在重建的阴唇区域，切口将沿着唇基的原切口线，通常是沿着之前阴唇整形手术留下的瘢痕。用精细的解剖剪将前庭阴道皮肤分离 2 ~ 3 cm。此处不应使用射频设备，因为切开分离有可能穿透阴道皮肤。

然后将皮肤从切口线向外侧分离直至唇间皱褶，如果需要，甚至可稍微更远一些，剥离至外阴唇的内侧基底。预计皮肤宽度应严格限制在阴毛起点，否则阴毛会离小阴唇外侧太近（图 3-59）。

将两个分离的皮肤区域在张力作用下向上剥离，形成双侧推进皮瓣，并在皮瓣底部用更强的 4-0 可吸收线固定，使用褥式缝合将其紧密地连接在一起（图 3-60）。使用 6-0 多丝线沿着游离缘行连续褥式缝合。

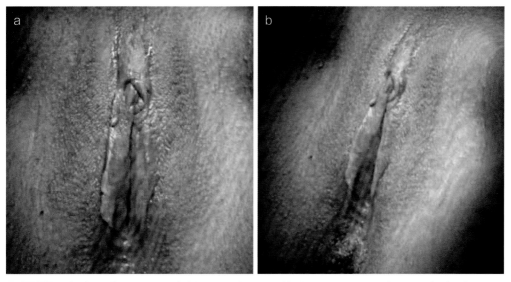

图 3-57 （a）阴蒂上下阴唇过度切除形成的医源性畸形，正面观，截石位；（b）侧面观，截石位

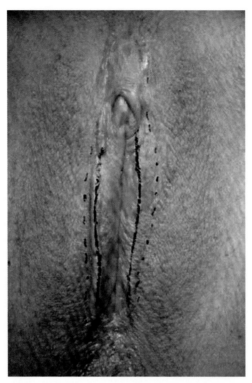

图 3-58 术前标记。虚线表示唇间皱褶处的阴唇基底

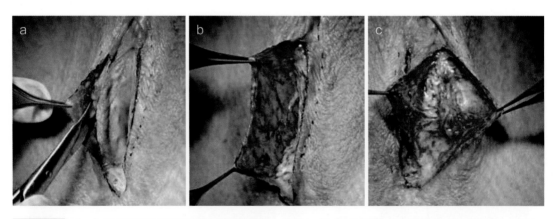

图 3-59 （a）外侧潜行分离包括大阴唇皮肤，右边；（b）内侧潜行分离包括阴道皮肤，左边；（c）内外侧皮肤推进，左边

　　为了突出和加强新形成的唇间皱褶，将新形成的阴唇向外旋转，用经皮 6-0 可吸收线将其固定在大阴唇内侧（图 3-61）。

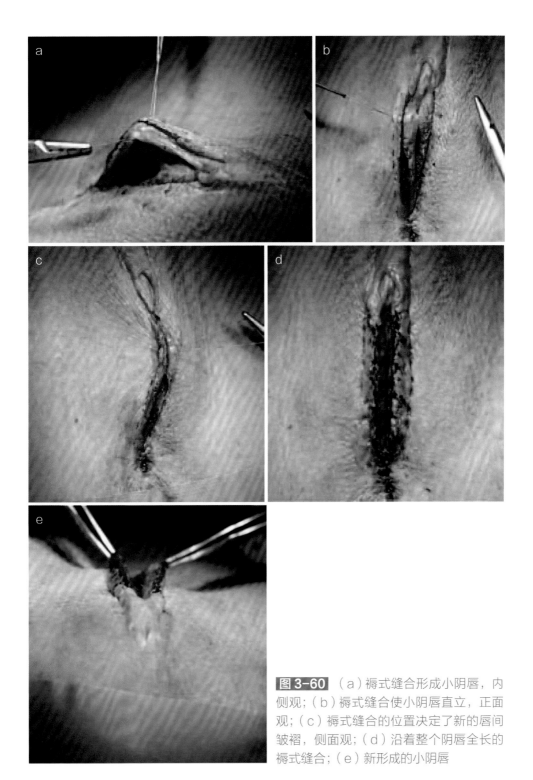

图3-60 （a）褥式缝合形成小阴唇，内侧观；（b）褥式缝合使小阴唇直立，正面观；（c）褥式缝合的位置决定了新的唇间皱褶，侧面观；（d）沿着整个阴唇全长的褥式缝合；（e）新形成的小阴唇

在术后愈合过程中，阴唇有变平的趋势，有时会完全展开，再加上唇高的限制，这是该方法的缺点之一。为了防止这种情况的发生，患者绝对有必要像前文描述的那样，在大约2周后开始按压阴唇，以保持阴唇的高度（图3-62）。

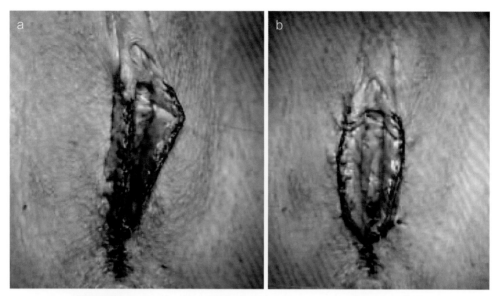

图3-61 （a，b）将小阴唇附着在大阴唇上，绕过新的唇间皱褶

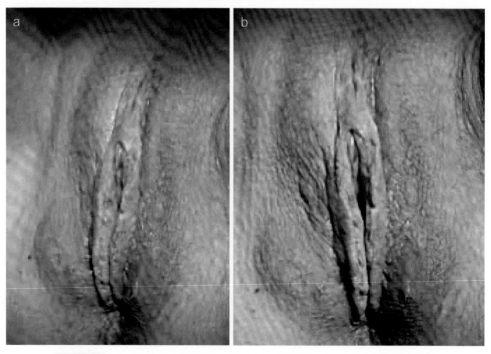

图3-62 （a）术后4周情况，侧面观，截石位；（b）正面观，截石位

当然，也可以将这两个手术结合起来。如果阴道皮肤重建与外侧包皮皮瓣重建一起进行，将获得足够的唇高，这是这两个手术相加的结果。

病例 1
用外侧包皮皮瓣进行阴唇重建

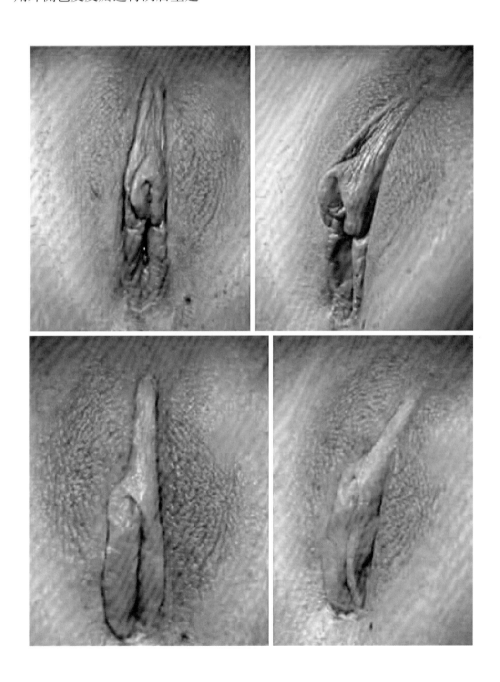

病例 2

用外侧包皮皮瓣进行阴唇重建

术前，术中，术后即刻，术后长期随访

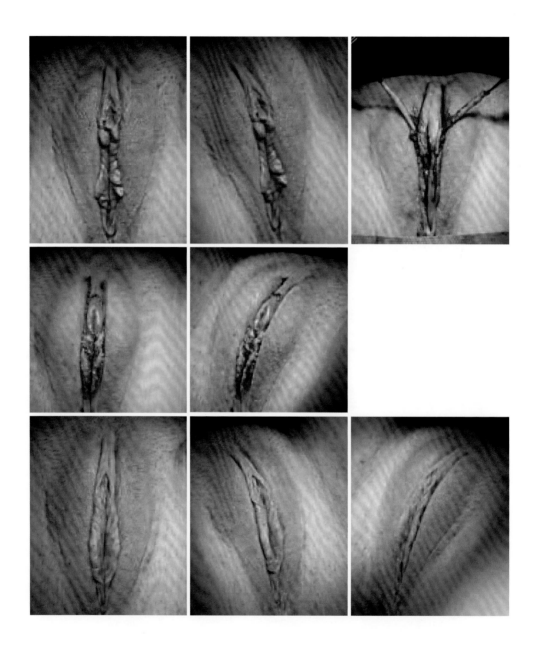

病例 3

用阴道皮肤推进行阴唇重建

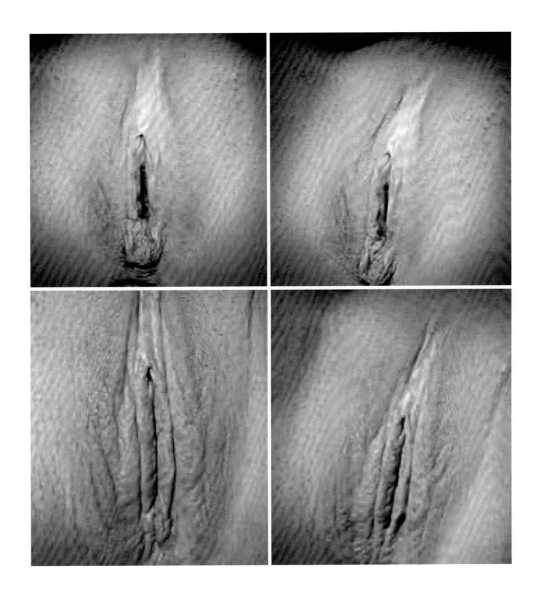

病例 4

用外侧包皮皮瓣行阴唇重建

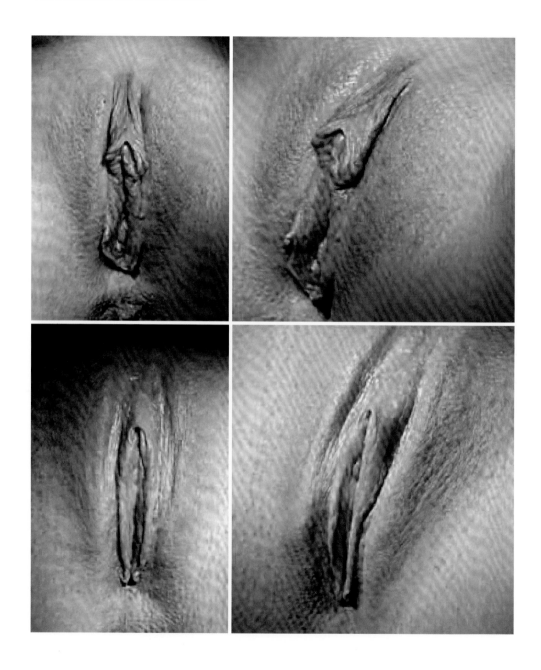

病例 5

用外侧包皮皮瓣和阴道皮肤推进行阴唇重建

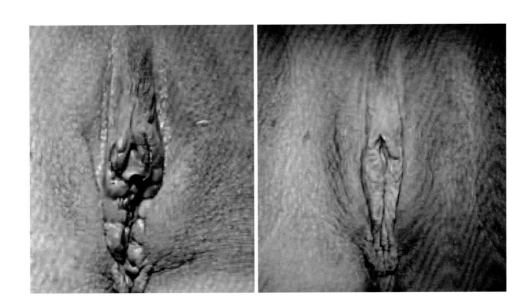

病例 6

用外侧包皮皮瓣和阴道皮肤推进行阴唇重建

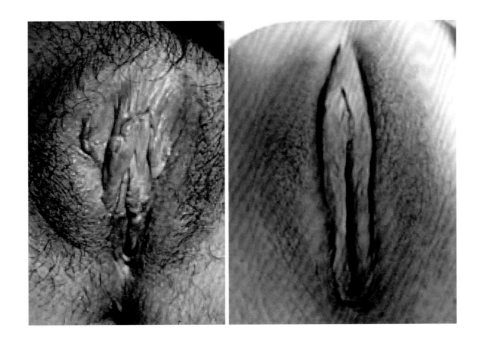

大阴唇

4

　　大阴唇的形状和连贯性随着年龄的增长会发生很大的变化。在儿童期和青春期，阴唇相当丰满，这要归功于丰富的脂肪组织将位于其上的皮肤充分舒展（图 4-1）。

　　年轻女性大阴唇的形状没有太大的变化，没有内阴唇的变化那么大。但随着女性年龄的增长，她们的个体差异变得更加明显。年龄增长难免使身体不同部位出现脂肪萎缩，大阴唇尤其明显，还有阴唇皮肤下垂和冗余（类似于男性阴囊皮肤肥大和下垂），大阴唇如空皮囊样皱褶悬垂，不仅不美观，而且还可能导致功能问题：失去机械保护和阴道闭合功能，导致干燥、炎症和频繁发生念珠菌感染（图 4-2）。

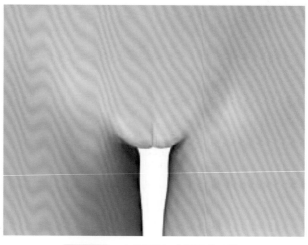

图 4-1　大阴唇的"理想外观"

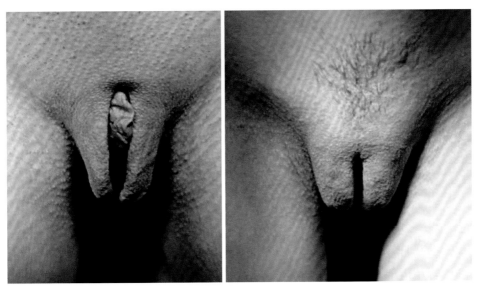

图 4-2　衰老的大阴唇，由于脂肪萎缩，导致皮肤冗余或体积减少

建议的治疗方法：如果出现脂肪萎缩，建议用自体脂肪替代。如果出现阴唇皮肤冗余，则需要收紧大阴唇。由于这两种情况通常是共存的，最好的解决方案是将两种治疗方法结合起来。

▍大阴唇缩小术

缩小/收紧大阴唇的困难在于，没有一个确定的可以固定和维持皮肤张力的解剖点。如果切除了过多的阴唇皮肤，可能会造成阴道口扭曲和（或）张开。这个情况必须避免。最好谨慎行事，一旦皮肤被过多去除，需确保在没有张力的情况下缝合伤口。虽然这在理论上看起来容易，但在实践中却有难度。

瘢痕应尽量隐蔽，唇部皮肤应尽可能有效收紧。然而，该区域在解剖上并没有留下太多的选择，因为瘢痕不可能位于唇间皱褶之外的其他地方。直接在阴唇背面留下瘢痕，即使是锯齿状的，但这种做法也已经过时了，因为这些瘢痕总是可见的。另一种选择是在大阴唇外侧起点处做切口，靠近生殖股沟，但这里的瘢痕也会很明显，类似于大腿内侧提升术。剩下的唯一选择是在唇间皱褶处切开，从那里切除多余的皮肤，原则上向内下方收紧该结构。

术前设计中要考虑的另一点是内阴唇的高度。大阴唇的缩小可能会导致小阴唇突出，比手术前更明显，应将这种可能性提前告知患者。

操作

在患者站立时测量多余的组织，以截石位标记切口线。除上段外，沿每侧唇间皱褶设计梭形（内侧）切口线，此时，即沿阴蒂干侧，切口应略偏于唇间皱褶，距离2~3 mm，以保持大阴唇内侧起始处的曲线。

梭形的宽度与收紧的程度应适当：根据增生的程度，宽度在1~2 cm，有时甚至更大。梭形的最大宽度位于纵向的外阴唇中部，略低于阴蒂头。多余组织最好用高频电刀切除（图4-3）。

之后，伤口边缘应大致对合，或仅轻微分离（图4-4）。这对无张力伤口闭合最为重要。为了使松弛皮肤闭合，可以将唇部皮肤分别向外分离约1 cm。使用4-0可吸收缝合线的"重叠缝合"技术，可减少术后出血的风险，并通过皮下组织的聚集增加了阴唇的连贯性。

皮肤斜向下收紧，朝向会阴略微内下方，以引导从阴道前庭和阴道口拉出。

有时因不同情况，可在大阴唇的起始处做反向切口，从后连合指向外侧，在切除下唇部皮肤的一个三角形（Burow三角）后，沿几乎垂直方向收紧会取得更好的效果（图4-5）。

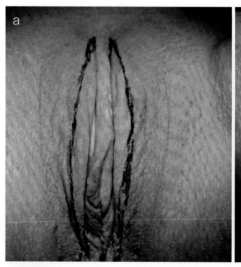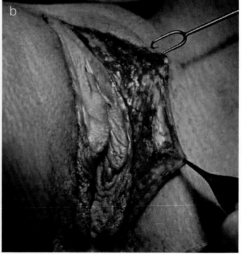

图4-3 （a）梭形标记为即将被切除的大阴唇皮肤，截石位，正面观；（b）皮肤切除后情况，截石位，斜面观

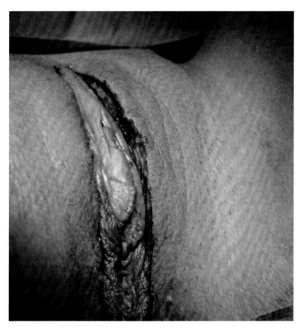

图 4-4 皮肤切除后未见明显的伤口边缘分离

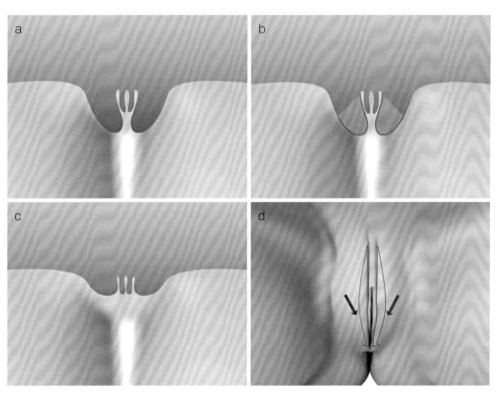

图 4-5 （a）大阴唇肥大，站立位正面观；（b）切除组织的标记，站立位正面观；（c）切除多余组织后，站立位正面观；（d）去除阴唇多余部分（黄色区域），在斜向下的张力下缝合伤口。可选择在后连合位置切除 Burow 三角，正面观，截石位

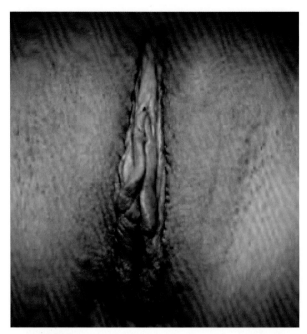

图 4-6 伤口缝合后情况，截石位，正面观

使用 5-0 可吸收单丝缝合线连续缝合皮肤。一般来说，皮内缝合技术在阴唇手术中是不可取的，因为它们对机械应力的承受能力不如重叠连续缝合。但是，大阴唇缩小的上部（即与阴蒂干平行）和用于闭合该部分皮肤的皮内缝合可例外。这可以预防缝合时的进出针部位在今后可见。

大阴唇的收紧会导致内阴唇的张力，如果小阴唇高度很低，它们可能会变得过于平坦。当肿胀消退，伤口愈合后，这种情况不会改变，也就是说，小阴唇不会自动恢复至原始高度，而是维持在术后状态。

为了防止这种情况发生，在阴蒂远端区域，通过小阴唇基底的连续皮肤缝合可保持内阴唇的高度，防止小阴唇过于平坦（图 4-6）。

术后，患者应在小阴唇之间放置纱布敷料 2 周，以保持小阴唇的位置和高度。

术后管理

大阴唇缩小术的术后护理要比小阴唇缩小术简单。2 周后，患者也可以沿瘢痕线用指尖按压，促进愈合并淡化瘢痕，也可以使用特殊的瘢痕霜。

4 周后可以性交、慢跑、骑车、骑马等。

可以随时使用卫生棉条。动作轻柔，避免牵拉瘢痕，不要剃阴毛。

大阴唇缩小的术后肿胀消退非常缓慢，可能需要长达 1 年的时间。手术前告知患者这一点很重要，因为外阴唇肿胀比内阴唇肿胀更明显，而且经常会出现问题。

▌容量填充（结构脂肪移植）

当大阴唇的脂肪组织随着年龄的增长而减少时，用自体脂肪来填充是可行的。可吸收的同种异体材料如透明质酸，并不真正适合于外阴唇的容量填充，因为它们通常会被包裹并硬化。此外，这需要很大的容量，价格不菲。不可吸收的同种异体材料已经过时，因为这些材料可能导致不可预测的远期并发症，如慢性炎症反应、硬结等，这些只能通过手术治疗。

选择的方法是通过自体脂肪移植来增加容量，也称为结构脂肪移植。这种方法由 Coleman 推广，并已成功实施多年，现在脂肪移植被用于身体各个部位的容量填充。当移植的脂肪细胞与供应氧气和营养物质的血管相连时，它们就能长期存活。细胞在最初几天通过扩散获得营养，然后毛细血管就会发育。如果没有血液供应，脂肪细胞就会死亡，并被机体重吸收。

脂肪组织的存活率取决于多种因素。关键问题是移植部位的血供、供区部位、脂肪细胞的制备方式、脂肪转移的方式、移植部位脂肪组织的单位体积数量及术后患者的护理等。

预计移植的脂肪在大阴唇中的存活率不高。虽然到目前为止还没有定量的研究，但是基于临床观察估计，存活率只有 30% ~ 40%。在制定手术计划时，应当考虑到这一情况。脂肪移植最常见的并发症是矫正不足，矫正过度不太可能发生。

操作

膝关节内侧和大腿外侧均为合适的供区（图 4-7）。首先，标记供区和移植区部位，并注射局部麻醉药和肾上腺素。等待几分钟麻醉药生效后，用特制的套管通过一个穿刺口获取脂肪组织。将套管连接到 10 ml 注射器的鲁尔（Luer）接口上，向外抽拉活塞，直到感觉到阻力，然后将套管插入供区位置。呈扇形抽出脂肪，层次不要过浅，否则可能会形成凹痕（图 4-8）。

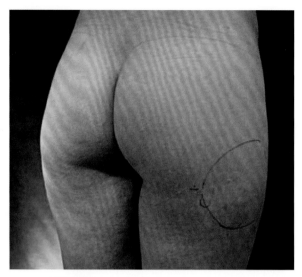

图4-7 合适的供区部位：大腿外侧

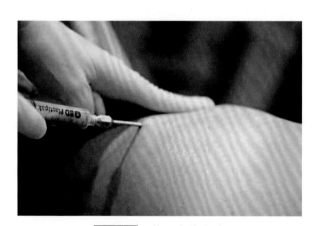

图4-8 获取自体脂肪

　　将获取的脂肪以大约 3000 转 / 分的速度离心大约 1 min。当注射器从离心机中取出时，可以分为三段：最下段为红色，由血液和注射溶液组成。中间段为白 / 黄色，由用于移植的脂肪组织组成。最上段是油性的，含有被破坏的脂肪细胞（图4-9）。

　　去除最下和最上段，将中间段脂肪注入一个 1 ml 的鲁尔（Luer）注射器中。

　　可以通过钝性插管或尖头插管将脂肪注入大阴唇（图4-10），在此过程中，脂肪在浅表的不同层面进行线状或点状移植。提供血液供应的毛细血管可生长达 3 mm。如果注射的脂肪量过大，毛细血管就难以长入移植物内部：移植的部分脂肪细胞将会坏死并被吸收，还会出现油性囊肿。因此，将脂肪细胞分散分布在移植部位的三维空间

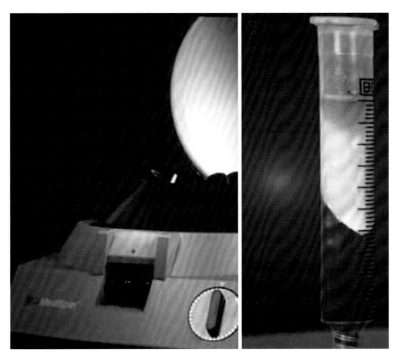

图 4-9 离心后，中间段获取的脂肪中含有适合移植的脂肪细胞

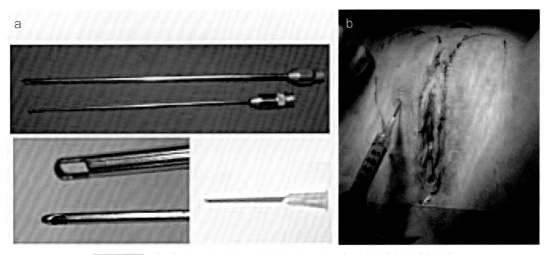

图 4-10 （a）用于收集和注射脂肪的套管；（b）用尖针注射脂肪

中很重要，使它们充分建立血液供应并存活（图 4-11）。

　　如前所述，主要问题是移植脂肪的存活率不高，在大阴唇仅为 30% 左右，因此，建议进行较大程度的过度矫正。根据需要，每侧外阴唇可以注射 20 ~ 40 ml，甚至更多（图 4-12）。

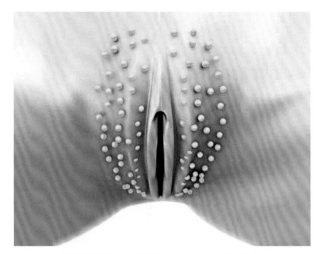

图4-11 移植脂肪颗粒的三维分布

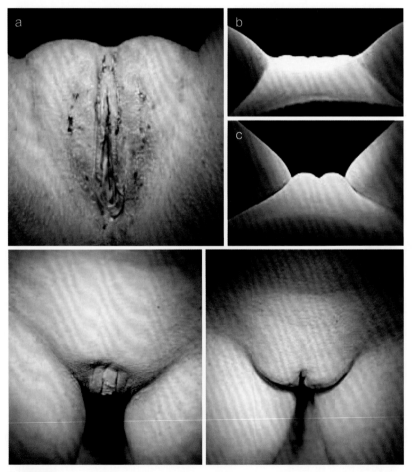

图4-12 （a）脂肪注射填充大阴唇，截石位，正面观；（b）脂肪移植前情况，截石位，俯视图；（c）脂肪移植后情况，需要过度矫正

术后管理

自体脂肪移植后，应尽量避免阴唇区域受压。如果可能的话，在手术后的14天内尽量不要坐。建议使用抗生素。所注射的脂肪组织可能被包裹起来，而且能感觉到局部变硬。但是它们通常只是暂时的，可以通过轻柔的加压或按摩来解决。

▌误区和并发症

当收紧或缩小大阴唇与容量填充同时进行时，首先收紧组织，伤口闭合后再注射脂肪。

虽然看上去重塑大阴唇似乎没有小阴唇缩小那么复杂，但要达到令人满意的美学效果仍然不容易。主要原因是用于大阴唇重建的方法受到限制，因为缺乏牢固的固定点，而且始终存在矫正过度，以及阴道口扭曲和张开，内阴唇变平和张开的风险。在某些情况下，自体脂肪移植容量填充可能需要一次或多次才能达到预期的效果。

明确大阴唇缩小的适应证应要比小阴唇缩小更谨慎：根据实际情况仔细权衡患者的期望值。另外，自体脂肪移植容量填充是一种简易的方法，也可与小阴唇缩小术联合应用。

不建议在单次手术中同时进行小阴唇和大阴唇缩小术，因为愈合会变得非常困难。在联合手术后，日常活动产生的机械应力会大大延迟伤口愈合和导致伤口裂开，从而影响预期的美学效果。患者常常对单纯的小阴唇缩小感到满意，术后不再觉得原来的大阴唇轻度增生是个问题。

如果大阴唇和小阴唇均需要缩小，第一步是对小阴唇进行手术，直到所有的肿胀消退即至少6个月后，再进行大阴唇缩小手术。

病例 1

大阴唇缩小整形术

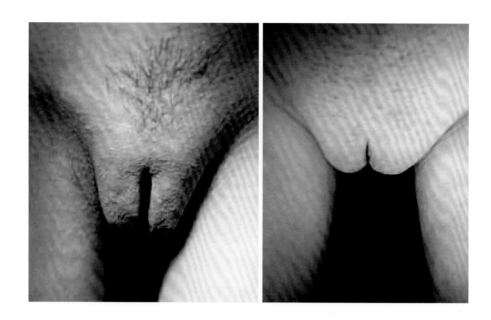

病例 2

大阴唇缩小

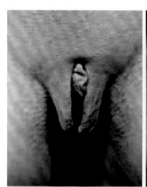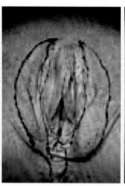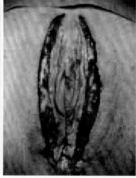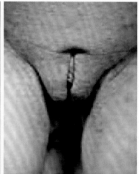

病例 3

大阴唇和小阴唇缩小

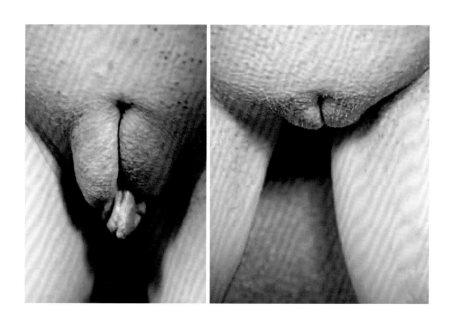

病例 4

大阴唇和小阴唇缩小

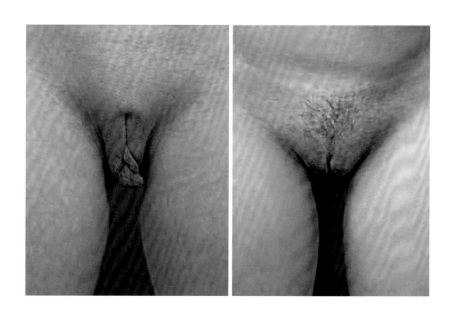

病例 5

小阴唇重建和大阴唇脂肪填充

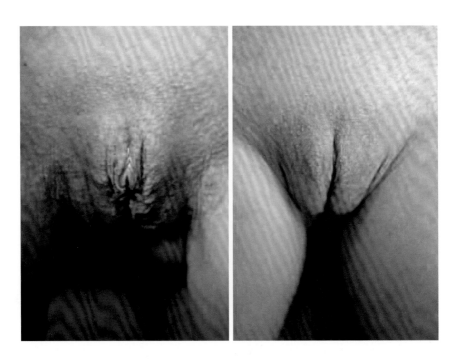

病例 6

小阴唇缩小和大阴唇脂肪填充

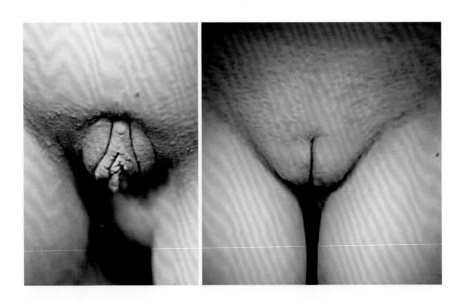

阴阜 5

外阴上界由阴阜形成。这是一个起始于下腹的轻微隆起，向下延伸，通过一个"缓坡"到达大阴唇的起点。从侧面看，它与两侧腹股沟无缝连接。它的曲线和连贯性取决于覆盖阴毛的相对较厚的皮下脂肪组织垫（图5-1）。

随着年龄的增长，阴阜上的脂肪萎缩通常没有大阴唇的明显，甚至可能根本不会发生，容易发生的反而是脂肪过多症，当阴阜无法牢靠固定在阴唇上方，而是向前滑落到大阴唇的上端时，通常会伴随着皮肤松弛和阴阜下垂。

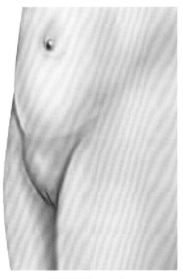

图5-1 阴阜

虽然很少出现功能性问题，但在某些情况下，阴阜变化明显时可能会导致擦伤：这种情况可以通过适当的皮肤护理和更换服装来解决。主要问题是外观欠佳。当患者穿着比基尼或紧身衣时，阴阜的脂肪会明显隆起。

治疗方法包括向上收紧阴阜和（或）通过吸脂减少体积。年轻女性的皮肤通常没有那么松弛，仍然有足够的弹性，仅靠吸脂就足以使隆起达到适度降低的目的，结果令人满意，手术后也不会有多余皮肤的烦恼。

吸脂术

整形外科医生都很熟悉吸脂术，所以就不再详细描述了。最终，无论选择哪种方法，是经典肿胀技术吸脂术还是超声吸脂术，都没有区别，只要它能形成平滑的规则轮廓即可。但是相对于较小的阴阜面积，手术操作起来并不容易。

操作

肿胀技术吸脂术的第一步是将肿胀液注入阴阜，肿胀液由氯化钠、碳酸氢钠、利多卡因和肾上腺素组成，并于腹股沟处小切口注入，可以通过注水泵或手动使用注射器完成。用缝线缝合切口，使溶液不会流出，等待 15~20 min，让溶液均匀地分布在整个阴阜区。只要利多卡因的剂量足够，在局部麻醉下就可以很容易地进行手术。

通过腹股沟处约 3 mm 长的穿刺口将脂肪吸出，呈扇形抽吸，以达到尽可能平整的效果，避免造成皮肤不规则或出现凹痕。同样重要的是不能在过于浅表处抽吸，皮下应保留一层大约 0.5 cm 厚的脂肪（图 5-2）。

用精细缝合线缝合切口。

术后管理

所有吸脂手术后 4~6 周内均需穿束腹带或紧身裤加压，以保持皮肤的均匀外观，并调整微小的轮廓不规则。用保湿霜或乳液轻柔按摩进行皮肤护理也有帮助。

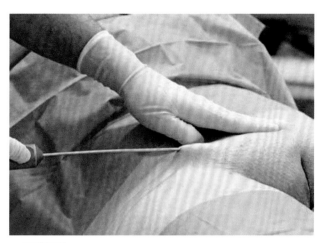

在腹股沟处通过外侧穿刺口行阴阜吸脂术

术后阴阜皮肤麻木感会在几周内消失。

阴阜紧致术

吸脂术后大约 6 个月皮肤会完全收缩。只有到那时，才有可能真正看到是否有多余的皮肤。然而，如果吸脂术后预计会有多余的皮肤，从一开始就建议收紧阴阜。

操作

通过梭形切除耻骨上皮肤使阴阜提升，大约位于 Pfannenstiel 切口（腹部横切口）水平。

这种手术也可以联合吸脂术，在局部麻醉下很容易完成。梭形的宽度决定了皮肤收紧的程度。根据研究结果，梭形的宽度可以在 2 ~ 5 cm。为了防止变形，一定要确保最大宽度正好位于梭形中间，并且与阴部裂隙完全一致（图 5-3）。

使用连续皮下技术，用 3-0 可吸收缝合线缝合伤口，尽可能减少需要吸收的线结。当皮下线结吸收时可能会使皮肤发红，并留下瘢痕。使用 2-0 或 3-0 皮内缝合线缝合皮肤。

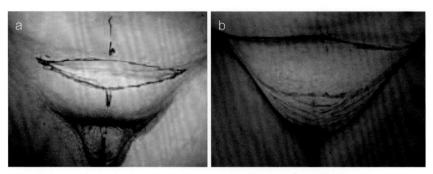

图 5-3　(a)标记出中心线和要切除的梭形区域，这是剖宫产留下的瘢痕；
(b)将被切除的一大块梭形区域（蓝色标记），吸脂区（黑色标记）

术后管理

合适的术后护理包括对瘢痕加压并避免紫外线照射 6 个月。

病例 1

阴阜吸脂和提升术，腹部吸脂术

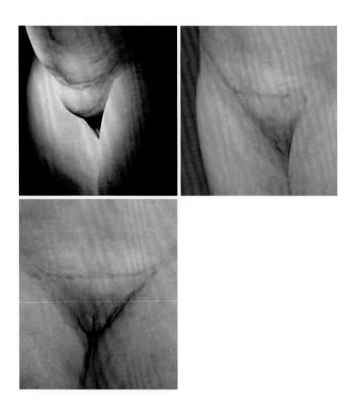

病例 2

阴阜吸脂和提升术，拒绝行腹壁整形术

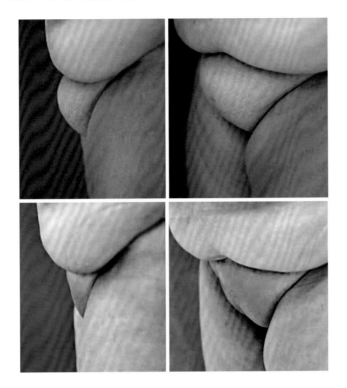

病例 3

阴阜和腹部吸脂术

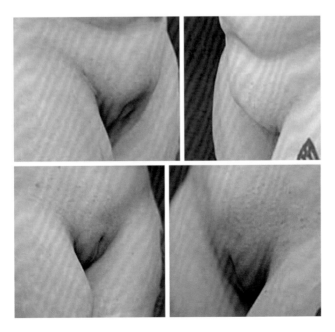

后记

在短暂的人类活动当中，很多都围绕着欣赏二字展开，尤其是在爱情和性方面。它们是我们许多劳动的原动力，也是音乐、诗歌和艺术的灵感来源。人类为实现这些目标耗费了大量的精力和时间。

如果一个人对生活的欲望被减弱或完全消失时，很可能是因为其性冲动受损甚至完全丧失。这里面有许多潜在的原因：衰老、疾病、婚姻或伴侣关系问题、就业困难等。其他原因可能是人们对自身的态度，尤其是身体形象方面。我们如何看待自己和自我感觉，这对我们的自我意识和性认同有较大影响，也会影响我们对性行为和对待性伴侣的态度。

自古以来，人们就认识到身体形象对心理状况的影响，反之亦然：

"心理状态的改变会改变身体的外观，反之，当身体的外观改变时，也会改变心理状态。"

——亚里士多德

因此，我们就不难理解为什么人们会费尽心机希望能够感受自由，并希望不受约束地与某个特定的人一起在某个特定的时刻体验令人满足的性爱。部分原因在于我们对自己的外表感到满意，愿意赤裸呈现。生殖器区域的外科手术应正确对待这些敏感的需求，投身于这一领域的外科医生也应充分认可这些需求。

"私密手术"一词现在被媒体广为传播，这个词指的是一种医学方式，它可能包含了新的含义，而不仅仅是关注严重的疾病；它也是一种解决性问题、性感觉和亲密接触质量的方式。这些问题的答案不是在心理治疗领域可以找到的，而是需要外科手术解决的。这并不仅仅包含本书所介绍的改善外阴及其各个部位的外观和功能，尤其是在女性经历分娩或其他改变生活的事件后，还包括对阴道感觉功能的恢复，乃至对性刺激反应的增强。这应该是女性生殖器整形美容手术发展的重点，这方面的需求在未来将会越来越大，我们应该准备好更密切地关注并解决这个问题。

　　就像其他整形外科手术一样，活跃于这个有趣的领域的外科同道们要满足患者的高要求。通过有目的地改变解剖结构，可以持久地消除患者的心理压力，帮助她们实现无忧无虑而令人满意的性生活。医生也会对此深感欣慰，并从中感受到感激和快乐。

Stefan Gress

参考文献

Alter GJ (1998) New technique for aesthetic labia minora reduction. Ann Plast Surg 40:287–290

Alter GJ (2010) Labia minora reconstruction using clitoral hood flaps, wedge excisions, and YV advancement flaps. Plast Reconstr Surg 127(6):2356–2363

Baskin LS (2004) Anatomical studies of the female genitalia: surgical reconstructive implications. J Pediatr Endocrinol Metab 17:581–587

Baskin LS, Erol A, Wu LY, Kurzrock E, Cunha GR (1999) Anatomical studies of the human clitoris. J Urol 162:1025–1020

Bekker MD, Hogewoning C, Wallner C, Elzevier HW, DeRuiter MC (2012) The somatic and autonomic innervation of the clitoris; preliminary evidence of sexual dysfunction after minimally invasive slings. J Sex Med 9(6):1566–1578

Chavis WM, LaFerla JJ, Niccolini R (1989) Plastic repair of elongated, hypertrophic labia minors. A case report. J Reprod Med 34:373

Choi HY, Kim KT (2000) A new method for aesthetic reduction of labia minors (the deepithelialized reduction labiaplasty). Plast Reconstr Surg 105:419

Coleman SR (1995) Long-term survival of fat transplants: controlled demonstrations. Aesthetic Plast Surg 19:421

Coleman SR (2005) Structural fat grafting. Plast Reconstr Surg 115:1777

Cosson M (2004) Vaginale Chirurgie. Urban & Fischer, Munich, p 89

Di Marino V, Lepidi H (2014) Anatomic study of the clitoris and the bulbo-clitoral organ. Springer, Heidelberg

Dorschner W, Biesold M, Schmidt F, Stolzenburg JU (1999) The dispute about the external sphincter and the urogenital diaphragm. J Urol 162(6):1942–1945

Ellsworth WA, Rizvi M, Lypka M, Goan M, Smith B, Cohen B, Dinh T (2010) Techniques for labia minora reduction: an algorithmic approach. Aesthet Plast Surg 34:105–110Field LM (1991) Liposuction reduction of the suprapubic area. J Dermatol Surg Oncol 16:856

Foldes P, Buisson O (2009) The clitoral complex: a dynamic sonographic study. J Sex Med 6(5):1223–1231

Frick H, Leonhard H, Strack D (1980) Spezielle Anatomie II. Georg Thieme, München

Gilbert DA (1999) Female aesthetic genital surgery. In: Ehrlich RM, Alter GJ (eds) Reconstructive and plastic surgery of the external genitalia. WB Saunders, Philadelphia, p 471

Ginger VA, Cold CJ, Yang CC (2011) Surgical anatomy of the dorsal nerve of the clitoris. Neurourol Urodyn 30(3):412–416

Giraldo F, González C, De Haro F (2004) Central wedge nymphectomy with a 90-degree Z-plasty for aesthetic reduction of the labia minors. Plast Reconstr Surg 113:1820

Goldstein AMB, Padma-Nathan H (1990) The microarchitecture of the intracavernosal smooth muscle and the cavernosal fibrous skeleton. J Urol 144:1144–1146

Gravina GL, Brandetti F, Martini P et al (2008) Measurement of the thickness of the urethrovaginal space in women with or without vaginal orgasm. J Sex Med 5:610

Gray H (1978) Gray's anatomy of the human body, 29th edn. Lea & Febiger, Philadelphia, p 608

Gress S (2007) Ästhetische und funktionelle Korrekturen im weiblichen Genitalbereich. Gynäkologisch-Geburtshilfliche Rundschau 47:23

Gress S (2013) Composite reduction labiaplasty. Aesthet Plast Surg 37:674–683

Hodgkinson DJ, Hait G (1984) Aesthetic vaginal labiaplasty. Plast Reconstr Surg 74:414

Honore LH, O'Hara KE (1978) Benign enlargement of the labia minora: report of two cases. Eur

J Obster Gynecol Reprod Biol 8:61

Hruby S, Ebmer J, Dellon AL, Aszmann OC (2005) Anatomy of pudendal nerve at urogenital diaphragm—new critical site for nerve entrapment. Urology 66(5):949–952

Kantner M (1954) Studien über den sensiblen Apparat in der Glans clitoridis. (1. Die clitoris der Greisin). Ztschr Mikr Anat Forsch 60:388–398

Karacaoglu E (2005) The role of recipient sites in fat-graft survival. Ann Plast Surg 1:63

Köbelt GL (1851) De l´appariel du sens génital des deux sexes dans l´espèce humaine et dans quelques mammifères au point de vue anatomique et physiologique. Traduis de l´Allemand par Kaula H. Labé, Paris

Krizko M, Krizko M, Janek L (2005) Plastic adjustment in hypertrophy of labia minora (Slovak). Ceska Gynekol 70:446–449

Kruk-Jeromin J, Zielinski T (2010) Hypertrophy of labia minora: pathomorphology and surgical treatment. Ginekol Pol 81:298–302

Laub D (2000) A new method for aesthetic reduction of labia minors (the deepithelialized reduction labiaplasty) (discussion). Plast Reconstr Surg 105:423

Maas SM, Hage JJ (1998) Aesthetic labia minors reduction. Ann Plast Surg 41:685

Maas SM, Hage JJ (2000) Functional and aesthetic labia minors reduction. Plast Reconstr Surg 105:1453

Malionovsky L, Sommerova J, Martincik J (1975) Quantitative evaluation of sensory nerve endings in hypertrophy of labia minors pudenda in women. Acta Anatomica 92:129

Miklos JR, Moore RD (2003) Labiaplasty of the labia minora: patients´ indications for pursuing surgery. J Sex Med 5:1492–1495

Miklos JR, Moore RD (2012) Postoperative cosmetic expectations for patients considering labiaplasty surgery: our experience with 550 patients. Surg Technol Int 21:170–174

Mirilas P, Skandalakis JE (2004) Urogenital diaphragm: an erroneous concept casting its shadow over the sphincter urethrae and deep perineal space. J Am Coll Surg 198(2):279–290

Netter F (1987) Farbatlanten der Medizin 3 Genitalorgane. Georg Thieme, Stuttgart, p 90

Ngyen A, Pasky K (1990) Comparative study of survival of autologous adipose tissue taken and transplanted by different techniques. Plast Reconstr Surg 85:378

O'Connell HE, Eizenberg N, Rahman M, Cleeve J (2008) The anatomy of the distal vagina: towards unity. J Sex Med 5:1883–1891

O'Connell HE, Hutson J, Anderson CR, Plenter RJ (1998) Anatomical relationship between urethra and clitoris. J Urol 159(6):1892–1897

O'Connell HE, Hutson JM, Anderson CR, Plenter RJ, Hutson JM (2004) The clitoris: a unified structure. Histology of the clitoral glans, body, crura and bulbs. Urodinamica 14:127–132

O'Connell HE, Sanjeevan KV, Hutson JM (2005) Anatomy of the clitoris. J Urol 174(4 Pt 1 of 2):1189–1195

Oranges C, Sisti A, Sisti G (2015) Labia minora reduction techniques: a comprehensive literature review. Aesthet Surg J 35(4):419–431

Papagoeorgiou T, Hearns-Stokes R, Peppas D, Segars JH (2000) Clitorioplasty with preservation of neurovascular pedicles. Obstet Gynecol 96:821

Pernkopf E (1989) 2. Band, Topographische Anatomie des Menschen, Brust, Bauch und Extremitäten. Urban und Schwarzenberg, Wien-München

Platzer W (1985) Atlas of topographical anatomy. Georg Thieme, Stuttgart

Puppo V (2011) Review article anatomy of the clitoris: revision and clarifications about the anatomical terms for the clitoris proposed (without scientific bases) by Helen O'Connell, Emmanuele Jannini, and Odile Buisson

Radman HM (1976) Hypertrophy of the labia mionra. Obstet Gynecol 48(1 Suppl):78S–79S

Rees MA, O'Connell HE, Plenter RJ, Huston JM (2000) The suspensory ligament of the clitoris: connective tissue supports of the erectile tissues of the female urogenital region. Clin Anat 13:397–403

Rouzier R, Louis-Sylvestre C, Paniel BJ, Haddad B (2000) Hypertrophy of labia minora: experience with 163 reductions. Am J Obstet Gynecol 182:35–40

Sedy J, Nanka O, Spackova J, Jarolim L (2008) Clinical implications of a close vicinity of nervus dorsalis penis/clitoridis and os pubis. J Sex Med 5(7):1572–1581

Shaw A (1977) Subcutaneous reduction clitoroplasty. J Pediatr Surg 12:331

Sobotta J (1982) Atlas der Anatomie des Menschen 2. Urban & Schwarzenberg, München

Solanski NS, Trejero-Trujeque R, Stevens-King A, Matala CM (2010) Aesthetic and functional reduction of the labia minora using the Maas and Haage technique. J Plast Reconstr Aesthet Surg 63:1181–1185

Stein TA, DeLancey JOL (2008) Structure of perineal membrane in females: gross and microscopic anatomy. Obstet Gynecol 111(3):686–693

Suh DD, Yang CC, Cao Y, Garland PA, Maravilla KR (2003) Magnetic resonance imaging anatomy of the female genitalia in premenopausal and postmenopausal women. J Urol 170:138–144

Trichot C, Thubert T, Faivre E, Fernandez H, Deffieux X (2011) Surgical reduction of hypertrophy of the labia minora. Int J Gynaecol Obsts 115(1):40–43

Vaze A, Goldman H, Jones JS, Rackley R, Vasavada S, Gustavson KJ (2009) Determining the course of the dorsal nerve of the clitoris. Urology 72(5):1040–1043

Winkelmann RK (1959) The erogenous zones: their nerve supply and significance. Mayo Clin Proc 34(2):39–47

Yilmaz U, Kromm BG, Yang CC (2004) Evaluation of autonomic innervation of the clitoris and bulb. J Urol 172(5 Pt 1):1930–1934. discussion 1934

Yj C, Li FY, Zhou CD, Hu JT, Ding J, Xie LH, Li SK (2012) A modified method of labia minora reduction: the deepithelialised reduction of the central and posterior labia minora. J Plast Reconstr Aesthet Surg 65(8):1096–1102

Yucel S, De Souza A Jr, Baskin LS (2004) Neuroanatomy of the human female lower urogenital tract. J Urol 172(1):191–195

百特美传媒产品与服务

图书 - 海量医美行业学术技术书籍

海外图书版权引进

国内图书版权输出

原创学术图书出版

行业全科图书销售

视频 - 权威医美学术技术视频教程

海外技术视频大全

国内全科视频教程

视频教程编委征集

点播平台：

会议培训

百特美国际医学美容学术技术大会

时间：每年 3 月底　规模：1500 人

未来医美学院系列

标杆医院　特色技术

内容与资讯

政策解读、行业热点、人物访谈、信息发布

关注公众号　精彩在其中